Seguridad e higiene en la industria alimentaria

Seguridad e higiene en la industria alimentaria

Mercedes Fernández Correas

Sara Jiménez Jiménez

Silvia López García

Paraninfo | ESPECIALIDADES FORMATIVAS

Paraninfo

© Autoras: Mercedes Fernández Correas
Sara Jiménez Jiménez
Silvia López García

© Ediciones Paraninfo, SA, 2025
1.ª edición, 2025
C/ Sierra de Guadarrama 35. Naves 2, 3, 4 y 5
Pol. Ind. San Fernando II,
28830 San Fernando de Henares
Teléfono: 914 463 350
clientes@paraninfo.es / www.paraninfo.es

Producción: Nacho Cabal Ramos
Diseño y maquetación: Eva Zuazua

ISBN: 978-84-283-6764-6
Depósito legal: M-2799-2025
(35309)

Impreso en España
Liberdigital (Casarrubuelos, Madrid)

La editorial recomienda que el alumnado realice las actividades sobre el cuaderno y no sobre el libro.

El presente libro desarrolla el Módulo Formativo de **Seguridad e higiene en la industria alimentaria (Código: INAD01),** con una duración de 60 horas y un nivel de cualificación profesional 3. Pertenece a la familia profesional de Industrias Alimentarias, y está asociado al área profesional de Alimentos diversos.

El objetivo general es valorar los sistemas de autocontrol que regulan la vigilancia higiénico-sanitaria dentro de las industrias alimentarias aplicando buenas prácticas higiénicas y de manipulación de alimentos, así como la normativa vigente medioambiental y de gestión de residuos.

El libro responde fielmente al desarrollo curricular establecido en los 4 módulos formativos que integran el programa formativo:

Módulo 1: Limpieza y desinfección de equipos e instalaciones

Módulo 2: Buenas prácticas higiénicas y de manipulación de alimentos

Módulo 3: Sistemas de autocontrol y normas alimentarias

Módulo 4: Gestión medioambiental y de los residuos

El cómputo total de horas formativas es de 60 horas, correspondiendo 25 horas al módulo 3, 15 horas al módulo 2 y 10 horas a los módulos 1 y 4.

Las unidades del libro se acompañan de multitud de **recursos didácticos** que ayudarán a quienes se estén formando como personal técnico a comprender la materia y acercarlo a su inminente realidad laboral:

- Desarrollo del currículo oficial.
- Lenguaje claro y sencillo que favorece la comprensión.
- Explicaciones exhaustivas y rigurosas, pero también amenas y asequibles.
- Gran cantidad de fotografías y tablas explicativas.
- Recuadros con información complementaria.
- Argot técnico con los términos más relevantes para facilitar su consulta.
- Actividades propuestas intercaladas con la teoría.
- Ejemplos reales para ilustrar los contenidos teóricos.
- Actividades finales de comprobación de tipo test y actividades de aplicación en todas las unidades.

Este libro cuenta con el **solucionario** de las actividades incluidas en el libro al que puede accederse previo registro, desde la ficha web de este libro en www.paraninfo.es.

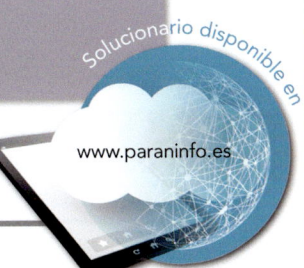

Solucionario disponible en

www.paraninfo.es

Presentación

Contenido

Contenido

1

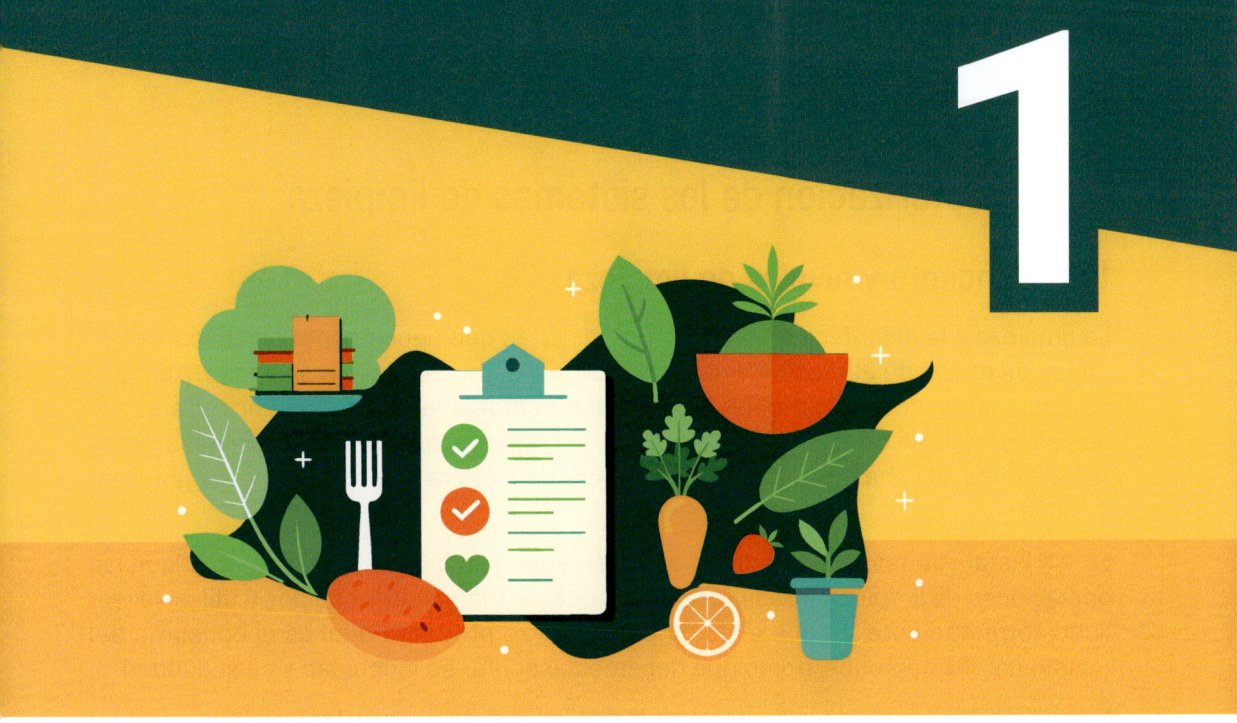

Limpieza y desinfección de equipos e instalaciones

Para evitar la contaminación de los productos y garantizar la seguridad alimentaria en la industria alimentaria, son fundamentales la limpieza y desinfección de equipos e instalaciones. Estos procesos eliminan bacterias, virus y otros patógenos que podrían comprometer la salud del consumidor. El control de plagas es esencial para prevenir que insectos y roedores contaminen los alimentos, protegiendo tanto la calidad del producto como la reputación de la empresa. Ambos aspectos son cruciales para cumplir con las normativas sanitarias y asegurar productos seguros y saludables.

Contenido

1.1. Caracterización de los sistemas de limpieza

1.2. Caracterización de la desinfección de equipos

1.3. Desarrollo del control de plagas

1.1. Caracterización de los sistemas de limpieza

1.1.1. Concepto y niveles de limpieza

La limpieza y la desinfección son dos operaciones que tienen como objetivo final eliminar los restos de alimentos y desperdicios, así como eliminar la suciedad. Además, también tienen como fin reducir la población microbiana que pueda encontrarse sobre las superficies de trabajo, los utensilios, los equipos, el ambiente, las manos de los trabajadores, etc., hasta un número aceptable, de manera que no entrañe riesgos para la salud.

En las instalaciones de una industria alimentaria es indispensable garantizar que las operaciones de limpieza y desinfección de locales, maquinaria, equipos y útiles se realicen correctamente, ya que el destino de nuestro producto final es el consumo del mismo por las personas, por lo que debemos asegurar su inocuidad y su seguridad.

De ahí la importancia de la limpieza en todas las instalaciones y la desinfección de todos los objetos que interactúan con los alimentos.

Para aplicar un buen plan de limpieza y desinfección en nuestras instalaciones, deberemos tener muy en cuenta diferentes aspectos como son: definir las zonas de trabajo, la maquinaria y los útiles que vamos a limpiar, además de los métodos de limpieza y desinfección que vamos a aplicar, es decir, ¿cómo vamos a limpiar?

Deberemos, también, definir claramente cuáles va a ser los productos que utilizaremos en esa limpieza y desinfección para que estas sean eficaces y con qué utensilios los vamos a aplicar.

Por último, designaremos a una persona responsable de este plan y decidiremos cuáles serán los métodos de verificación del plan para comprobar que este ha sido aplicado de manera correcta.

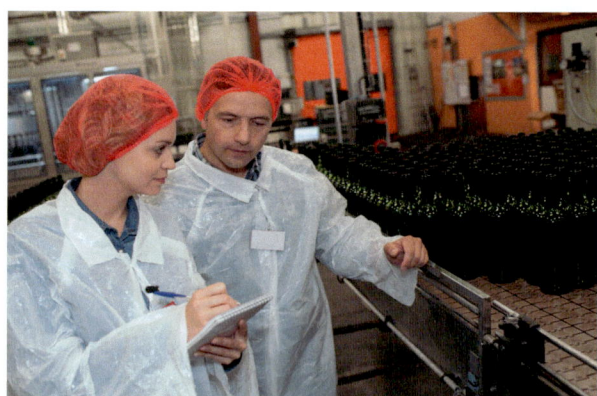

Figura 1.1. Se debe designar a una persona responsable del plan de limpieza y desinfección.

Podemos definir la limpieza como la eliminación de los residuos y de la suciedad adheridos a las superficies, sin que estas sufran una alteración. Esta eliminación de residuos se hace mediante jabones o detergentes y agua.

Si la limpieza no se hace de forma adecuada, quedarán restos de suciedad que podrían proteger a los gérmenes frente a la acción de los desinfectantes e incluso hacer que estos no funcionen.

Antes de profundizar en los procesos de limpieza, vamos a definir los diferentes tipos de suciedades que podemos encontrarnos en la industria alimentaria.

De forma general, la suciedad va a estar formada por partículas adheridas entre sí y adheridas, además, a un material de soporte mediante sustancias que hacen de adhesivos.

En función de su estado, podemos clasificar la suciedad en:

1. Libre: no está fijada al soporte y es fácilmente eliminable, como el polvo, la tierra o ciertos ingredientes como la harina.

2. Adherente: son normalmente pastas pegajosas que son difíciles de separar del soporte.

3. Incrustada: es un tipo de suciedad que es difícil de eliminar bien porque se ha sometido a temperaturas muy elevadas o bien porque es de difícil acceso. Sería el caso de las grasas caramelizadas o quemadas. Previamente, deberemos aplicar un raspado o vapor.

En función de su naturaleza, encontramos suciedad de tipo:

■ Proteínica: la forman restos de leche, huevos…, es fácil de limpiar, ya que la mayoría son solubles en agua.

■ Feculenta: nos encontraremos, por ejemplo, restos de arroz o alimentos ricos en féculas. Difícil de limpiar, ya que tiene una gran adherencia.

■ Grasas: nos referimos a restos de aceites, mantecas y otras grasas. Son poco adherentes sobre el material de soporte.

■ Pigmentada: contiene colorantes naturales como el café o el vino. Tiñe al resto de suciedades.

■ Inorgánica: es la formada por óxidos, incrustaciones de cal, etc., necesitará un tratamiento con productos especiales.

Dependiendo de su origen nos encontraremos con:

■ Suciedad de origen animal: normalmente son grasas.

■ Suciedad de origen vegetal: aceites, féculas, etcétera.

■ Suciedad de origen mineral: óxidos, polvo, restos de cal, etcétera.

- Suciedad mixta: se trataría de una combinación de todas las anteriores.

- Suciedad física: engloba los restos de materias primas, envases, etiquetas, etcétera.

Por último, vamos a definir el concepto de detergente como un producto que, cuando se añade al agua, aumenta su poder limpiador, ya que puede eliminar los restos de materia orgánica de superficies, maquinaria, equipos, utensilios, etcétera.

Las partes que componen un detergente son el componente activo, que determina sobre qué tipo de suciedad va a actuar (sosa o ácido clorhídrico, por ejemplo); los tensioactivos, que facilitan el contacto entre el limpiador y la suciedad rompiendo las moléculas de agua y ayudando así a que el detergente llegue mejor a la suciedad; los secuestrantes (ablandamiento del agua) y los inhibidores de corrosión, que ayudan a que las superficies no se dañen.

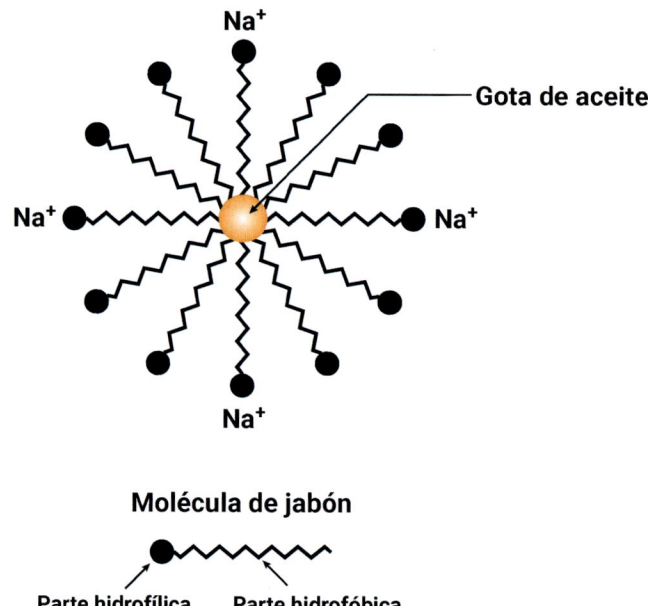

Figura 1.2. Molécula de jabón.

Por tanto, el detergente llevará a cabo la llamada acción de detergencia, o, lo que es lo mismo, se dará el fenómeno de detergencia, lo que permitirá que la tensión superficial del agua disminuya y se favorezca la penetración del detergente. De esta manera, la suciedad se separará del sustrato y quedará suspendida en la solución que forman el agua y el detergente. Este punto de la limpieza es muy importante debido a que el producto elegido, es decir, el detergente que se va a usar, deberá adaptarse al tipo de suciedad para así conseguir su eliminación completa. Para que esta etapa tenga éxito, la aplicación del detergente se llevará a cabo bajo una temperatura del agua determinada, con una acción mecánica también determinada (aquí diferenciaremos entre los diferentes tipos de limpieza que vamos a explicar más adelante), tendrá, además, un tiempo de actuación del producto determinado para que este reaccione de manera adecuada con la suciedad y su actuación sea la adecuada. Por último, contaremos con una acción química dada por el producto que sea acorde a la suciedad que deseamos eliminar.

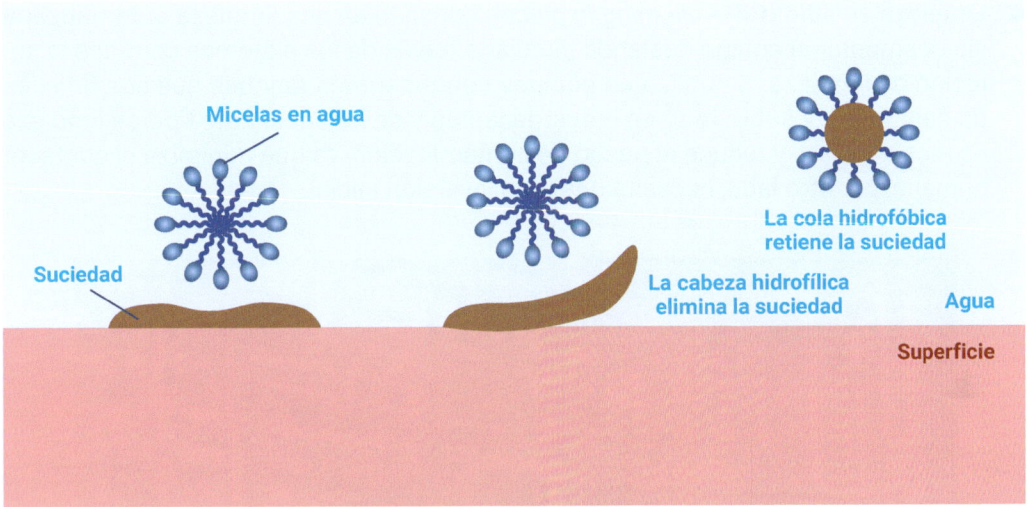

Figura 1.3. Fenómeno de detergencia.

La elección del tipo de limpieza en la industria alimentaria depende de varios factores, que incluyen el tipo de suciedad, la naturaleza del equipo y las superficies, y las especificaciones de seguridad y calidad alimentaria. En general, a la hora de elegir el tipo de limpieza que se va a desarrollar, tendremos en cuenta que todas las prácticas de limpieza deben cumplir con la normativa de seguridad alimentaria, que es esencial contar con un equipo de protección personal e individual (EPI), así como con la capacitación del personal.

En cuanto a los tipos de limpieza que nos vamos a encontrar, podemos hablar, entre otros, de:

- Limpieza física o manual: que se realiza con herramientas como cepillos, esponjas y paños y que usa de manera directa detergentes y desinfectantes. Este tipo de limpieza se realiza, normalmente, en las superficies de trabajo, equipos pequeños y zonas de difícil acceso donde hay que ser preciso en la limpieza. Por tanto, la limpieza específica y en detalle son dos de las ventajas de este tipo de limpieza. Como inconvenientes podemos hablar de que necesita más mano de obra y de que es lenta en general y, sobre todo, de que, si no se realiza de la manera adecuada, existe riesgo de tener contaminación cruzada.

- Limpieza automatizada: es aquella que utiliza equipos y sistemas automatizados para la limpieza, incluye el sistema CIP (*cleaning in place*) —se explicará más adelante—, los túneles de lavado, lavavajillas o fregadoras automáticas, entre otros. Se utiliza en áreas de limpieza que requieren una limpieza frecuente y estandarizada con equipos grandes y complejos. Es eficiente y disminuye el riesgo de contaminación cruzada, aunque tiene un alto coste inicial, además de un alto coste de mantenimiento y no es adecuado para todos los equipos.

- Limpieza en sitio (CIP - *cleaning in place*): consiste en una limpieza automatizada sin desmontar el equipo haciendo circular a través de los sistemas cerrados la solución de limpieza. Se utiliza en equipos con tuberías o tanques que son difíciles de desmontar y sobre todo en industria láctea y de bebidas. Este tipo de limpieza es más eficiente y reduce el riesgo de contaminación, ya que minimiza el contacto humano; por otro lado, necesita una gran inversión inicial.

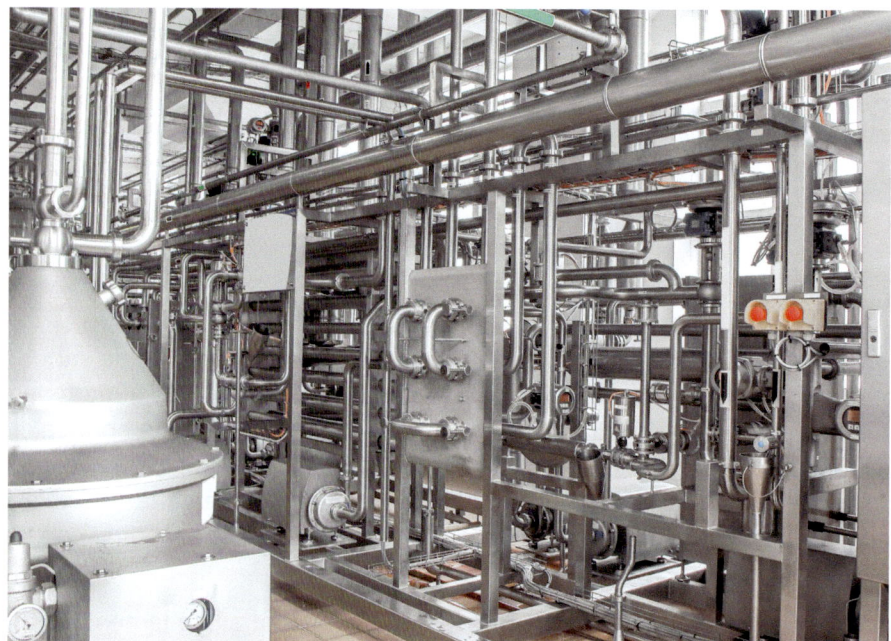

Figura 1.4. La limpieza CIP se realiza en sistemas cerrados de producción.

- Limpieza fuera de sitio (COP - *cleaning out of place*): en este tipo de limpieza las diferentes partes de los equipos se desmontan y se limpian fuera de su ubicación original; para ello, se utilizan tanques de remojo, lavadoras de piezas, etc. Se utiliza con piezas pequeñas de maquinaria como válvulas, manivelas, juntas, etc. De esta manera, la limpieza es más eficiente y profunda, aunque conlleva mucho tiempo, ya que hay que desmontar y volver a montar cada vez que se necesita hacer una limpieza, la cual en industria alimentaria es de manera constante.

Además de todos estos tipos, también existen otros como la limpieza con espuma que se suele utilizar para áreas grandes o de difícil acceso, como pueden ser paredes, techos o suelos. También para estas zonas se puede aplicar una limpieza por aspersión. En el caso de piezas pequeñas y delicadas, como herramientas o componentes de precisión, se puede hacer una limpieza por ultrasonido sumergiendo los objetos en un líquido de limpieza.

En la industria alimentaria es importante y prioritario tener en cuenta los grados de suciedad de cada zona y delimitarlos estableciendo una frecuencia de limpieza y desinfección óptimas en cada una de dichas zonas, ya que la limpieza y desinfección es un punto crítico dentro del APPCC de la empresa.

Elegir el producto adecuado para llevar a cabo la limpieza y desinfección dentro de la industria alimentaria es muy importante y debemos determinar, como ya hemos dicho, cuál de todos ellos se ajusta mejor a cada caso. Pero para poder elegir el producto adecuado, tenemos que tener en cuenta una serie de factores que influirán en mayor o menor medida en el resultado de la limpieza y desinfección dentro de la industria alimentaria.

Algunos de ellos, como el tipo de suciedad o la forma de limpieza, ya se han visto en esta unidad, por lo que, a continuación, vamos a ampliar esta información hablando del agua de limpieza y del pH del producto que vamos a utilizar.

El uso del agua es fundamental en la industria alimentaria, ya que forma parte de la mayoría de los procesos que se llevan a cabo dentro de esta, tales como la limpieza e higienización o la elaboración de los productos en forma de ingrediente. Pero para poder ser utilizada dentro de la industria alimentaria, esta debe reunir una serie de requisitos, ya que, como sabemos, el agua tiene una gran capacidad para albergar contaminantes, microorganismos o restos minerales.

En España, la normativa actual que regula la calidad del agua de consumo humano se establece principalmente en el Real Decreto 3/2023, de 10 de enero, por el que se establecen los criterios técnico-sanitarios de la calidad del agua de consumo, su control y suministro, y los requisitos para la comercialización y suministro de agua envasada. Este real decreto transpone la Directiva (UE) 2020/2184 del Parlamento Europeo y del Consejo, de 16 de diciembre de 2020, relativa a la calidad de las aguas destinadas al consumo humano.

Como ya hemos dicho, el agua es un recurso esencial en la industria alimentaria, no solo como ingrediente en la fabricación de productos, sino también como agente de limpieza. Su calidad y características físico-químicas son fundamentales para asegurar la seguridad y la calidad de los productos alimenticios, por ello, vamos a describir algunas de las propiedades más importantes del agua utilizada en esta industria, como el pH, la alcalinidad, la dureza, su capacidad de corrosión, etcétera.

pH

El pH es una medida de la acidez o alcalinidad del agua, y es uno de los parámetros más críticos en la industria alimentaria. Un pH adecuado garantiza la estabilidad de los procesos de producción y la seguridad de los productos. El pH del agua de limpieza y del agua utilizada como ingrediente debe mantenerse dentro de un rango específico para evitar problemas de corrosión en los equipos y garantizar la efectividad de los detergentes y desinfectantes. Un pH demasiado bajo (ácido) puede provocar la corrosión de las tuberías y equipos metálicos, mientras que un pH alto (alcalino) puede reducir la eficacia de los agentes de limpieza.

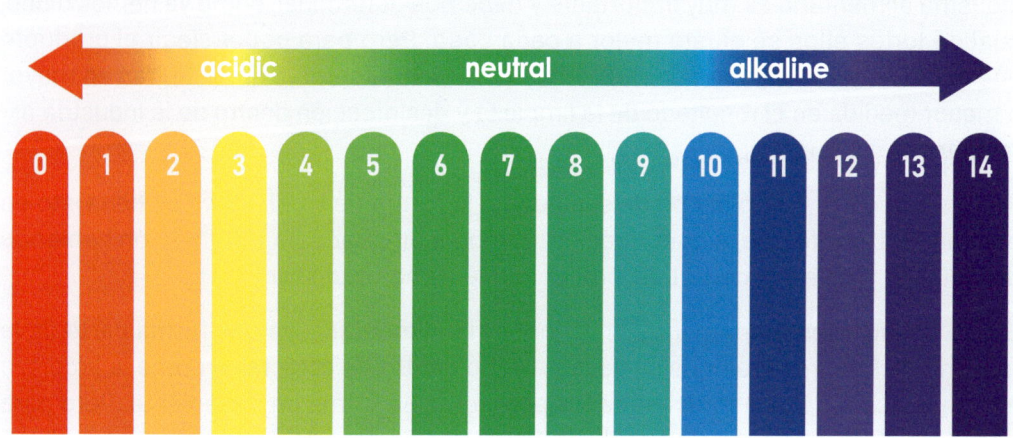

Figura 1.5. Escala de pH.

En la industria alimentaria, se permiten valores de pH de entre 4,5 y 9,5 puntos. Podemos utilizar tiras de pH para comprobar el mismo en una muestra de agua.

Alcalinidad

La alcalinidad del agua mide su capacidad para neutralizar ácidos y se relaciona directamente con la concentración de bicarbonatos, carbonatos y, en menor medida, hidróxidos. En la industria alimentaria, una alcalinidad adecuada es crucial para mantener el pH estable. Un agua con baja alcalinidad es susceptible a cambios bruscos de pH, lo que puede afectar negativamente los procesos de producción y limpieza. Por otro lado, una alta alcalinidad puede provocar la formación de incrustaciones en las superficies de los equipos y tuberías, dificultando la limpieza y aumentando los costes de mantenimiento.

Dureza

La dureza del agua se refiere a la concentración de iones de calcio y magnesio en la misma. El agua dura puede interferir con la acción de los detergentes y desinfectantes, reduciendo su eficacia y aumentando el consumo de estos productos. En la industria alimentaria, la dureza del agua utilizada para la limpieza puede causar la formación de depósitos calcáreos en equipos, tuberías y superficies, lo que no solo dificulta la limpieza, sino que también puede llevar a la contaminación del producto. Además, la dureza excesiva puede afectar las propiedades organolépticas de los productos alimenticios cuando el agua se utiliza como ingrediente.

Capacidad de corrosión

La capacidad de corrosión del agua está influenciada por su pH, dureza, alcalinidad y la presencia de cloruros y sulfatos. El agua corrosiva puede dañar los equipos y las tuberías, provocando fugas y fallos en el sistema. En la industria alimentaria, la corrosión no solo representa un problema de costos por reparación y mantenimiento, sino también un riesgo de contaminación del producto con metales pesados desprendidos de las tuberías corroídas. Para minimizar la corrosión, es esencial controlar y ajustar regularmente las propiedades químicas del agua.

Conductividad eléctrica

La conductividad eléctrica del agua es una medida de su capacidad para conducir corriente eléctrica, que depende de la concentración de iones disueltos. Este parámetro es un indicador indirecto de la salinidad y la presencia de contaminantes disueltos en el agua. En la industria alimentaria, una conductividad alta puede indicar la presencia de sales y minerales que pueden afectar tanto los procesos de limpieza como la calidad del producto final. El monitoreo de la conductividad es esencial para garantizar que el agua cumple con los estándares de pureza requeridos.

Turbidez

La turbidez mide la claridad del agua y la presencia de partículas suspendidas. Un agua con alta turbidez puede contener microorganismos, sedimentos y materia orgánica que pueden interferir con los procesos de limpieza y desinfección. En la industria alimentaria, la turbidez debe ser mínima para asegurar la efectividad de los tratamientos de desinfección y para evitar la contaminación de los productos. El agua utilizada como ingrediente debe ser clara y libre de partículas para mantener la calidad y seguridad del alimento.

Oxígeno disuelto

El oxígeno disuelto en el agua es esencial para ciertos procesos biológicos y químicos. Sin embargo, en la industria alimentaria, niveles excesivos de oxígeno disuelto pueden promover la corrosión de los equipos y tuberías. Además, el oxígeno puede afectar la estabilidad de algunos productos alimenticios y contribuir al deterioro de la calidad. El control del oxígeno disuelto es necesario para prevenir la oxidación y la corrosión, así como para asegurar la calidad del producto final.

Cloruros y sulfatos

Los cloruros y sulfatos son aniones que pueden contribuir a la corrosión del agua, especialmente en presencia de otros factores como un pH bajo. En la industria alimentaria, la presencia de estos iones debe ser controlada para evitar daños en los equipos y la posible contaminación del producto. El monitoreo regular de los niveles de cloruros y sulfatos en el agua de limpieza y en el agua utilizada como ingrediente es crucial para mantener la integridad de los sistemas y la calidad del producto.

En cuanto al pH de los productos de limpieza y desinfección, este es un factor crucial que influye significativamente en su eficacia en la industria alimentaria. El pH determina la acidez o alcalinidad de una solución, lo cual afecta tanto la limpieza como la desinfección de superficies y equipos utilizados en la producción de alimentos.

Eficacia de la limpieza

- Productos ácidos (pH <7):

  - Desincrustación y eliminación de minerales: los productos con pH ácido son eficaces para eliminar depósitos minerales como la cal y el óxido. Esto es especialmente útil en áreas donde el agua dura causa acumulaciones de calcio y magnesio.

  - Descomposición de suelos orgánicos: los ácidos pueden descomponer ciertos tipos de residuos orgánicos, facilitando su eliminación.

- Productos alcalinos (pH >7):

  - Eliminación de grasas y proteínas: los productos alcalinos son muy eficaces para saponificar grasas y descomponer proteínas, que son comunes en residuos alimentarios. Esto los hace ideales para la limpieza de superficies en contacto con productos cárnicos, lácteos y aceites.

  - Mejor solubilidad de suciedades: los agentes alcalinos mejoran la solubilidad de las suciedades, facilitando su remoción durante el lavado.

1.1.2. Requisitos generales de limpieza

Conforme a la reglamentación sobre la higiene de los productos alimentarios, tanto los locales como las instalaciones, equipos y utensilios utilizados en la manipulación de alimentos deberán seguir obligatoriamente las normas marcadas.

El Reglamento (CE) 852/2004, de 29 de abril del Parlamento y del Consejo relativo a la higiene de los productos alimentarios marca los requisitos que deben cumplir las instalaciones, salas y equipos. En este reglamento se hace hincapié en que en cualquier instalación y en todos los servicios de alimentación se compran, se reciben, se almacenan, se preparan, se acondicionan y se distribuyen alimentos por lo que debemos contar con espacios e instalaciones adecuadas para todas esas tareas con el fin de obtener un buen rendimiento y como resultado, un trabajo seguro y de calidad. Para ello, las empresas alimentarias deben disponer de un sistema de autocontrol basado en los principios del Análisis de Peligros y Punto de Control Críticos (APPCC), cuyo principal objetivo es ayudar a las empresas alimentarias a asegurarse de que sus productos están totalmente libes de peligro para el consumidor cumpliendo una serie de requisitos entre los que se encuentra el plan de limpieza y desinfección.

Este plan de limpieza y desinfección debe ser realizado por cada empresa a su medida, ya que no todas las empresas alimentarias llevan a cabo la misma actividad ni manipulan los mismos tipos de productos, aunque sí podemos exponer ciertas pautas de manera general las cuales vamos a estudiar en el siguiente punto.

Debemos lograr una buena organización de las tareas y tener bien definidos los lugares en los que estas deben realizarse. Aunque las reglamentaciones de seguridad e higiene y las recomendaciones de los servicios técnico-sanitarios y los técnicos en este tipo de instalaciones son constantes y continuas, existen numerosos errores en las instalaciones que deben tenerse en cuenta a la hora de diseñarlas.

1.1.3. Zonas de limpieza

Instalaciones

Entendemos como instalaciones aquellas dependencias por las que pasan los productos alimentarios en cualquiera de sus fases de producción que en este orden básico serían: almacenaje, distribución, manipulación y venta o distribución. Además de los vestuarios y las zonas exteriores.

■ Los locales destinados a los productos alimentarios (materias primas, envases y embalajes, producto semielaborado o producto final) deberán estar limpios y en buen estado de mantenimiento.

- La disposición, el diseño, la construcción, el emplazamiento y el tamaño de los locales tendrán que:

  - Permitir un mantenimiento, limpieza y desinfección adecuados, evitando o reduciendo al mínimo la contaminación transmitida por el aire (zonas sucias). También deberán disponer de un espacio de trabajo suficiente que asegure la realización de todas las operaciones de manera higiénica.

  - Evitar la acumulación de suciedad, la formación de condensación o moho indeseable en las superficies, el depósito de partículas en los productos alimenticios y el contacto con materiales tóxicos.

  - Permitir unas prácticas correctas de higiene incluyendo la protección contra las plagas y en general contra la contaminación.

  - Si fuese necesario, deberán ofrecer unas condiciones adecuadas de manipulación y almacenamiento a temperatura controlada y tener la capacidad suficiente para poder mantener los productos a una temperatura apropiada que se pueda comprobar y registrar.

- Deberán contar con un número suficiente de inodoros de cisterna que estén conectados a una red de evacuación. Los inodoros no podrán comunicar directamente con las salas en las que se manipulen los alimentos.

- También deberá haber un número suficiente de lavabos, situados de manera que todos los trabajadores puedan acceder a ellos y destinados a limpieza de manos. Tendrán que tener agua corriente caliente y fría, así como material de limpieza y secado higiénico (toallas de papel, nunca de tela).

- Las instalaciones destinadas al lavado de productos y utillaje estarán separadas entre sí y también de las destinadas al lavado de manos. Estas instalaciones también estarán dotadas de agua caliente y fría.

- La ventilación, en general, será suficiente y mecánica o natural. Evitando las corrientes de aire desde zonas que estén contaminadas a zonas limpias. Los sistemas de ventilación estarán construidos de tal forma que se podrá acceder fácilmente a los filtros y otras partes para su limpieza o sustitución.

- Se dispondrá de suficiente iluminación, ya sea natural o artificial, en cuyo caso, los sistemas estarán protegidos para que, en caso de rotura, los cristales no puedan caer sobre el alimento.

- Todos los desagües dispondrán de rejillas perfectamente insertadas que eviten la entrada de insectos y/o roedores.

- El personal deberá disponer de vestuarios adecuados y separados de las zonas de trabajo.

- Los productos de limpieza y desinfección no se almacenarán en las zonas en las que se manipulen los alimentos.

También deberá controlarse el exterior de las instalaciones. Debe estar limpio y evitar la acumulación de materiales, que actúan como refugio para insectos y roedores, además, han de estar libres de residuos, que pueden actuar como foco de contaminación del aire.

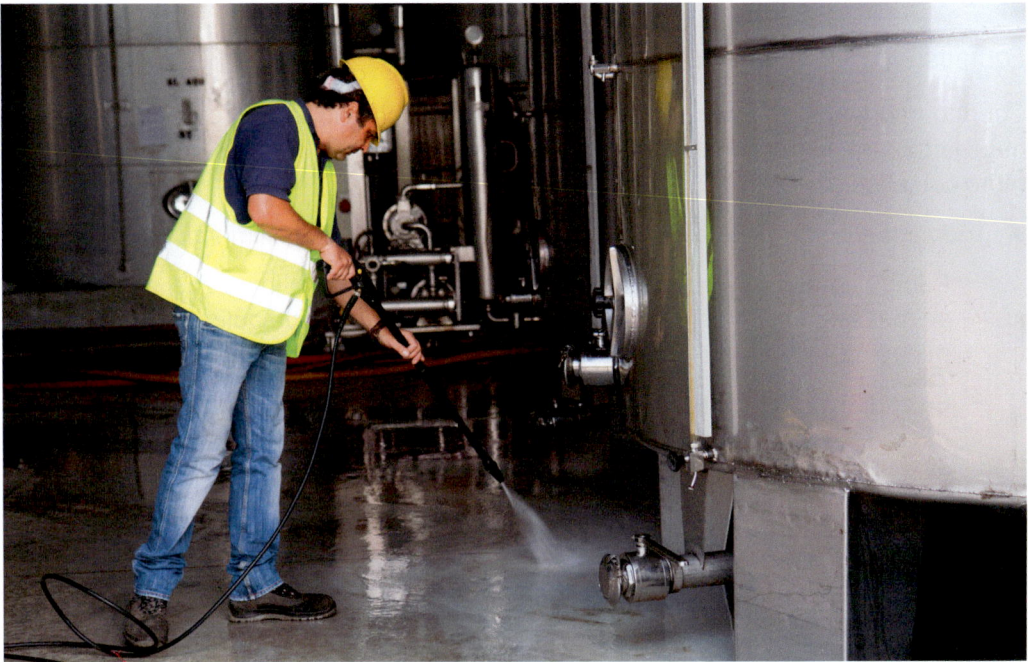

Figura 1.6. Limpieza de instalaciones en industria alimentaria.

Salas de manipulación

El diseño y la disposición de las salas donde se preparan, se transforman o se tratan los productos alimentarios deberá permitirnos unas prácticas correctas de higiene, incluida la protección contra la contaminación durante dichas operaciones y entre ellas, para ello:

- Tanto los suelos como las paredes, techos, falsos techos, puertas y superficies (incluidas las del equipo) de las zonas donde se manipulen alimentos serán lisas, deberán mantenerse en buen estado y serán fáciles de limpiar y desinfectar. Esto requerirá el uso de materiales impermeables, no absorbentes, lavables y no tóxicos, menos en el caso en el que la propia empresa alimentaria pueda convencer a la autoridad competente de que los materiales que ha utilizado son los idóneos.

■ Los suelos tendrán los desagües suficientes.

■ En cuanto a las ventanas y demás huecos practicables, se construirán de manera que impidan la acumulación de suciedad, y aquellas que comuniquen con el exterior deberán estar provistas de telas mosquiteras que se ajusten perfectamente y que se encuentren en perfecto estado de mantenimiento para evitar la entrada de insectos, aves y/o roedores. Estas mosquiteras serán de fácil desmontaje para su limpieza.

Equipos

Cuando hablamos de equipos, nos referimos al mobiliario, la maquinaria y el utillaje necesario para colocar, transformar o manipular alimentos además de entrar en contacto con ellos.

■ Todo aquel equipo que esté en contacto con los productos alimenticios:

   — Deberá limpiarse y desinfectarse correctamente. Esta limpieza y desinfección se realizará con la periodicidad necesaria para evitar cualquier riesgo de contaminación.

   — Su construcción, composición y estado de conservación y mantenimiento deberán reducir al mínimo el riesgo de contaminación y la alteración del alimento, a excepción de los recipientes y envases no recuperables.

   — Su instalación permitirá la limpieza adecuada del equipo y de la zona que lo rodea.

■ Todos los equipos deberán estar provistos de los dispositivos de control adecuados.

1.1.4. Procedimientos de limpieza

Para una correcta limpieza y desinfección es importante que esta se lleve a cabo en varios pasos, así aseguraremos la higienización y la reducción a niveles mínimos del número de microorganismos presentes.

Antes de comenzar las operaciones de limpieza y desinfección se deberán tomar una serie de precauciones para evitar riesgos y contaminaciones:

■ Cubrir los equipos eléctricos.

■ No realizar mezclas de productos no permitidas.

■ Reubicar los productos alimentarios en el caso de que se vaya a trabajar en un almacén o en una cámara frigorífica.

■ Uso de la vestimenta de protección adecuada (calzado antideslizante, guantes, gafas, etcétera).

■ Retirada de toda la materia primas y/o del producto final.

En general, el proceso de limpieza y desinfección consta de cinco pasos básicos:

1) Prelavado o retirada en seco de los residuos de producto.

2) Limpieza. Aplicación de detergentes.

3) Enjuagado intermedio.

4) Desinfección. Aplicación de desinfectantes.

5) Enjuagado final en su caso.

En el prelavado se humedecen y reblandecen los restos de suciedad, además en esta fase se arrastran o eliminan los restos de suciedad grosera que no se encuentran adheridos de manera firme a superficies y equipos. Este paso también se puede llevar a cabo con aire comprimido. Toda esta suciedad se recogerá, ya que así disminuimos la carga contaminante en los desagües y facilitamos el resto de fases.

Posteriormente, en la fase de limpieza, se aplicarán los productos que llevarán a cabo la acción de detergencia. Para que esta acción se realice de forma correcta, la aplicación del detergente se tiene que hacer controlando su concentración, la temperatura de aplicación, el tiempo y la acción mecánica, que será manual o automatizada.

La fase de enjuagado intermedio tras la aplicación del detergente permite arrastrar la suciedad junto al detergente utilizado. Se hará, de manera preferente, con agua caliente.

En el proceso de desinfección, a la hora de aplicar un desinfectante, tenemos que tener en cuenta que el producto se adapte a la superficie que hay que desinfectar y al microorganismo que se debe eliminar. Por supuesto, y al igual que para la aplicación de detergentes, debemos tener en cuenta la concentración de producto, la temperatura y el tiempo de aplicación. La llamada desinfección por medios físicos consiste en la aplicación de calor mediante agua caliente, vapor o aire caliente en la superficie que se desea desinfectar. También se utiliza ozono.

Finalmente, en el enjuagado final, se elimina el desinfectante para evitar la contaminación de los productos alimenticios con los restos que puedan permanecer. Este enjuagado se puede hacer en varios ciclos, aplicando agua potable y caliente.

Los procedimientos de limpieza y desinfección consisten en una descripción detallada de todas las operaciones de limpieza y desinfección que se deben realizar antes, durante y después de los procesos productivos, de manera que:

■ Aseguren la limpieza y desinfección de las instalaciones, salas y equipos antes de dar comienzo las operaciones de manipulación de alimentos.

■ Aseguren el mantenimiento de una higiene adecuada durante las operaciones.

■ Aseguren una completa limpieza y desinfección una vez finalizada la jornada y la producción.

El tener de forma escrita y detallada estos procedimientos de limpieza y desinfección permite a las empresas saber que todos sus operarios los realicen del mismo modo y se pueda así verificar el proceso.

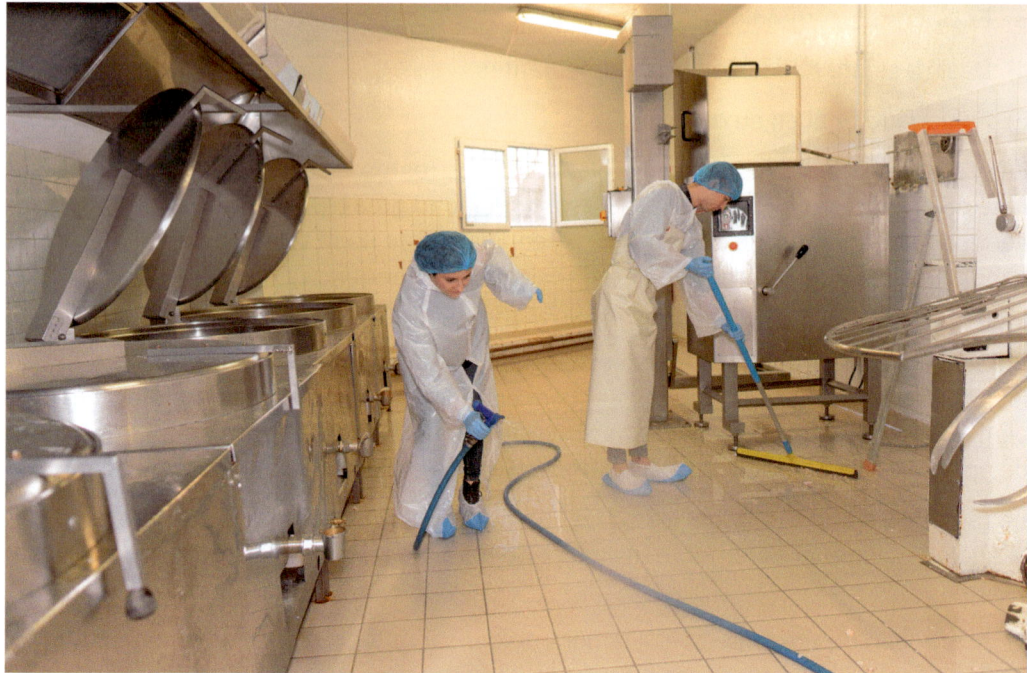

Figura 1.7. La limpieza y desinfección se debe realizar antes, entre producciones y después de la producción de alimentos.

Vamos a incluir en estos procedimientos:

- Todas las dependencias de la empresa: almacenes, salas de manipulación, aseos y vestuarios, zonas de lavado de utensilios, etc. Se deberá señalar, cuando sea necesario, los recorridos, para evaluar los puntos en los que pudiera existir riesgo de contaminación cruzada (zonas sucias).

- Productos que se deben utilizar en cada procedimiento: indicando la marca comercial del producto.

- Procedimiento que hay que llevar a cabo: se describe cómo realizar el proceso, detallando desde la concentración del producto, los equipos y útiles, los métodos de limpieza, los medios de protección para los trabajadores (guantes, gafas, etc.); si es necesario desmontar la maquinaria, cómo hacerlo; entre otras cosas.

- Frecuencia: esta frecuencia se determina para minimizar los riesgos de contaminación de cada equipo, maquinaria y útiles empleados en el proceso de elaboración. La frecuencia puede ser diaria, semanal, mensual...

- Persona responsable: es quien se encarga de llevar a cabo ese procedimiento, así como la persona encargada de realizar la verificación.

- Validación y verificación: garantizan que el procedimiento se ha efectuado de forma conveniente y va desde una inspección visual hasta un análisis de laboratorio que confirme la destrucción de los microorganismos en utensilios, equipos, estancias, etcétera.

- Medidas correctivas: medidas que se deben adoptar en caso de que, tras la verificación, se confirme que el proceso no se está realizando de forma correcta.

Todo esto quedará reflejado en unas hojas de registro que se archivarán en el plan APPCC de la empresa.

Es importante que el personal esté formado en relación con cómo deben ser los procesos de limpieza para cada superficie/dependencia/equipo, etc. Además, es interesante utilizar productos polivalentes que hagan más fácil la tarea de limpieza y desinfección, ya que demasiados productos pueden llevar a errores y, por lo tanto, no conseguir una higiene correcta.

1.1.5. Productos de limpieza

Los productos de limpieza, desinfección y productos tóxicos, de manera general, estarán almacenados en lugares cerrados e independientes (puede tratarse simplemente de un armario cerrado) y en ningún caso entrarán en contacto con los alimentos. Además, es obligatorio que permanezcan en sus embalajes originales para que su identificación sea más fácil y, así, prevenir los riesgos derivados de su composición, y deben ser aptos para el uso en la industria alimentaria.

Estos datos se suelen recoger en los anexos del plan de limpieza y desinfección dentro del APPCC, ahí se recogerán los nombres de los productos que se utilizan, sus fichas técnicas (normalmente son aportadas por el proveedor o son las mismas etiquetas de los productos) y las dosis a las que se utilizan que, también, normalmente son las indicadas por el proveedor.

Si cualquiera de esos productos dejara de utilizarse y se introdujese uno nuevo, la persona responsable, deberá recopilar toda esa información y archivarla en el lugar correspondiente.

La elección del tipo de detergente que se va a emplear para la limpieza es de gran importancia y, como hemos comentado anteriormente, el pH de los productos de limpieza y desinfección juega un papel fundamental en la eficacia de estos procesos en la industria alimentaria. La elección y el control adecuados del pH aseguran una limpieza y desinfección efectivas, protegiendo tanto la seguridad de los productos alimentarios como la integridad de los equipos y superficies.

En la industria alimentaria, se utilizan diferentes tipos de detergentes para garantizar la limpieza y desinfección de equipos, utensilios y superficies. Los tipos de detergentes se eligen en función del tipo de suciedad, la naturaleza de las superficies que se van a limpiar y las regulaciones específicas de seguridad alimentaria. Además, es fundamental elegir detergentes compatibles con los materiales de los equipos y superficies para evitar daños.

A continuación, se detallan los principales tipos de detergentes utilizados:

1. **Detergentes alcalinos**: estos detergentes tienen un pH mayor que 7 y son efectivos en la eliminación de grasas, aceites y proteínas. Se suelen utilizar en la limpieza de superficies y equipos donde se manipulan productos grasos o aceitosos, como carnes o productos lácteos. Ejemplos de estos detergentes son el hidróxido de sodio, o sosa cáustica, y el carbonato de sodio, o silicato de sodio.

2. **Detergentes ácidos**: su pH es menor que 7 y son eficaces a la hora de eliminar depósitos minerales como la cal y el óxido. Se utilizan para limpiar equipos que están en contacto con aguas duras y donde se pueden formar incrustaciones. El ácido fosfórico, el ácido cítrico o el ácido acético son ejemplos de este tipo de detergentes.

3. **Detergentes neutros**: estos detergentes son suaves y menos corrosivos que los anteriores. Su pH es cercano a 7. De manera general, se utilizan en la limpieza de superficies y equipos donde se realizan limpiezas frecuentes y suaves, como mesas de trabajo y utensilios.

4. **Detergentes enzimáticos**: estos detergentes contienen enzimas que descomponen proteínas, grasas y carbohidratos por lo que se usan en la limpieza de residuos biológicos y orgánicos donde se necesita una limpieza profunda sin uso de productos químicos agresivos. Son efectivos a temperaturas moderadas. Detergentes que contienen proteasas, lipasas y amilasas serían ejemplos de lo que podemos utilizar.

5. **Detergentes clorados**: como su nombre indica, estos detergentes contienen compuestos de cloro por lo que ofrecen propiedades desinfectantes además de limpieza. Se utilizan en áreas que requieren desinfección además de limpieza, como superficies en contacto con alimentos crudos y limpieza de utensilios y equipos que necesitan una desinfección adicional. El detergente clorado más conocido es el hipoclorito de sodio.

6. **Detergentes espumantes**: este tipo de detergentes genera una espuma que ayuda a mantener el contacto con las superficies durante más tiempo. Pueden ser alcalinos, ácidos o neutros, y se usan en la limpieza de superficies verticales y áreas de difícil acceso como, por ejemplo, en los sistemas de limpieza con espuma (CIP - *cleaning in place*).

Como ya hemos dicho al principio del tema, el agua también influye en el resultado final de la limpieza; por ejemplo, las aguas que son muy alcalinas necesitan detergentes que neutralicen la cal, para que, una vez que las superficies estén secas, no aparezca en estas. Es importante controlar la calidad del agua de limpieza que utilizamos además de comprobar de manera periódica que no ha sufrido ningún tipo de contaminación y que sus valores de pH están dentro de los adecuados (4,5-9,5 en industria alimentaria).

1.1.6. Útiles de limpieza

La correcta selección y uso de los útiles de limpieza, tanto manuales como mecánicos, es fundamental para mantener altos estándares de higiene en la industria alimentaria. Estos útiles no solo facilitan el cumplimiento de la normativa sanitaria, sino que, además, contribuyen a la seguridad y calidad de los productos alimentarios. La formación continua del personal en el uso adecuado de estos equipos y herramientas es determinante para asegurar su efectividad y prolongar su vida útil. La elección de los materiales o aparatos destinados a la limpieza y desinfección dependerá de cada zona y superficie.

En la industria alimentaria, la limpieza es un aspecto crítico para mantener la inocuidad de los alimentos y cumplir con los estándares de calidad. Los útiles de limpieza pueden clasificarse en manuales y mecánicos, cada uno desempeñando un papel esencial en los procedimientos de limpieza y desinfección. A continuación, aparece un listado general de los útiles de limpieza.

Limpieza manual

- Escobas y cepillos: son utilizados para barrer y eliminar residuos sólidos de superficies y suelos. Deben estar fabricados con materiales no absorbentes y ser fáciles de limpiar y desinfectar.

- Mopas y trapos: se emplean para limpiar y desinfectar superficies, incluyendo mesas, equipos y suelos. Es crucial que estos útiles sean de materiales que no liberen pelusas y que puedan ser desinfectados regularmente.

- Esponjas y estropajos: son utilizados para la limpieza de utensilios y pequeñas superficies. Deben ser de materiales resistentes y no abrasivos para evitar dañar los mismos.

- Cubos y contenedores: se utilizan para transportar y almacenar soluciones de limpieza y desinfección. Deben ser de materiales resistentes a productos químicos y fáciles de limpiar.

- Raspadores: son herramientas esenciales para eliminar residuos adheridos a superficies y equipos. Deben ser de materiales duraderos y fáciles de desinfectar.

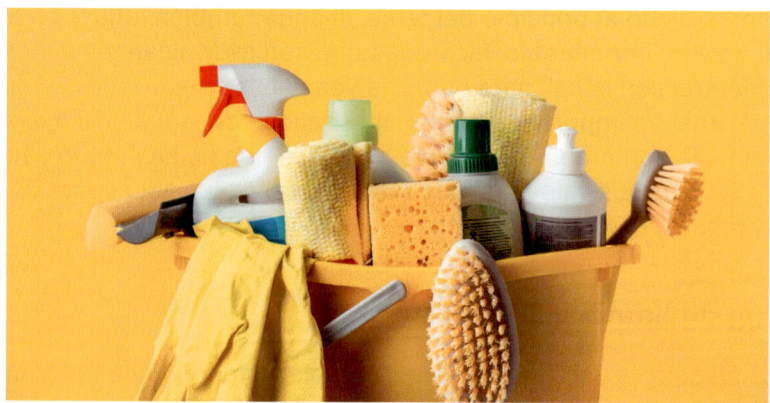

Figura 1.8. Útiles de limpieza manual.

Limpieza mecánica

- Hidrolimpiadora, o Kärcher: utiliza agua a alta presión para limpiar grandes superficies, equipos y áreas difíciles de alcanzar. Son eficaces para eliminar suciedad incrustada y residuos difíciles.

- Lavavajillas industriales: son fundamentales para asegurar la limpieza y desinfección adecuada de utensilios pequeños, bandejas, etc. Funcionan utilizando ciclos de lavado con agua caliente y productos desinfectantes.

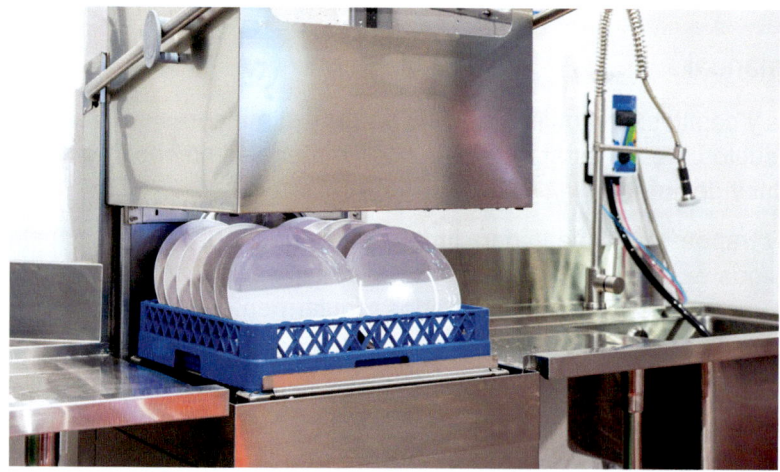

Figura 1.9. Lavavajillas industrial.

- Aspiradoras industriales: se utilizan para eliminar polvo y residuos secos de superficies y equipos. Deben ser de alto rendimiento y estar equipadas con filtros adecuados para evitar la dispersión de partículas.

- Fregadoras industriales: son equipos mecánicos utilizados para la limpieza profunda de suelos. Combinan funciones de fregado, aspirado y secado en un solo paso, lo que mejora la eficiencia del proceso de limpieza.

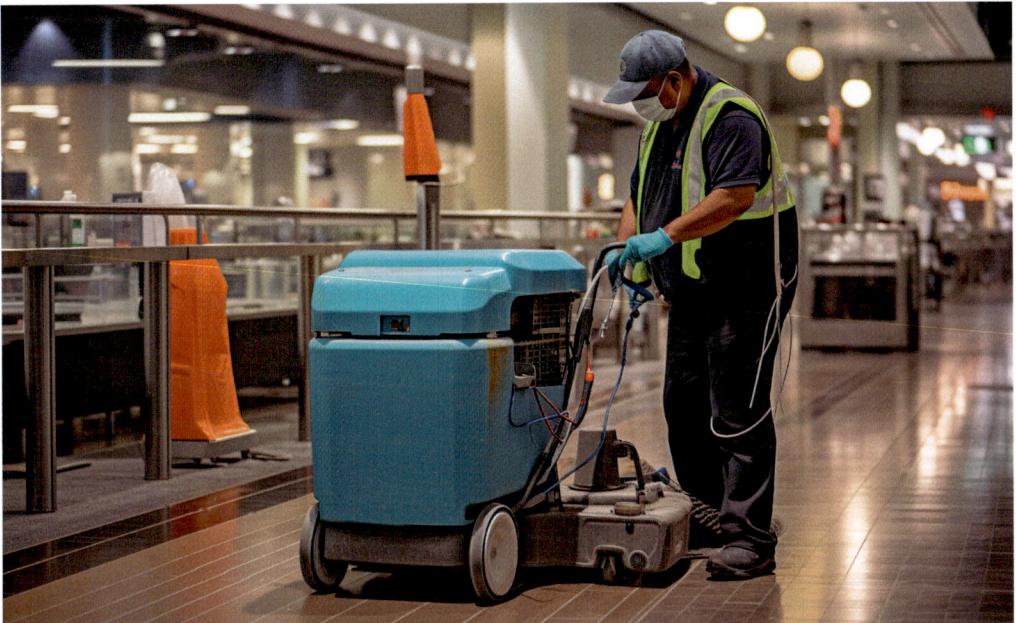

Figura 1.10. Fregadora industrial.

- Generadores de vapor: los generadores de vapor son utilizados para la limpieza y desinfección de superficies mediante vapor a alta temperatura. Son eficaces para eliminar patógenos sin necesidad de productos químicos agresivos.

1.1.7. Legislación de limpieza y desinfección

- Reglamento (CE) 852/2004 del Parlamento y del Consejo relativo a la higiene de los productos alimenticios.

- Reglamentación técnicosanitaria de lejías: RD 3360/1983, de 30 de noviembre y modificada por RD 349/1993, de 5 de marzo.

- Reglamentación técnicosanitaria para la elaboración, circulación y comercio de detergentes y limpiadores, aprobada por el RD 770/1999, de 7 de mayo.

- Reglamento (CE) 648/2004 del Parlamento y del Consejo, de 31 de marzo, sobre detergentes y el Reglamento 551/2009 de la comisión, de 25 de junio, por el que se modifican los anexos V y VI del citado reglamento 648/2004.

■ RD 3349/1983, Reglamentación técnicosanitaria para la fabricación, comercialización y utilización de plaguicidas y modificado por el RD 162/1991, de 8 de febrero.

■ RD 1054/2002, de 11 de octubre, por el que se regula el proceso de evaluación para el registro, autorización y comercialización de biocidas y su posterior modificación por el RD 1090/2010, de 3 de septiembre.

■ RD 255/2003, de 28 de febrero, que se refiere al etiquetado de biocidas.

■ RD 830/2010, de 25 de junio, por el que se establece la normativa reguladora de la capacitación para realizar tratamientos con biocidas.

1.2. Caracterización de la desinfección de equipos

1.2.1. Concepto

Definimos desinfección como el proceso por el cual se eliminan o reducen a un nivel tolerable los microrganismos presentes en las superficies sin que sean nocivos para la calidad de los alimentos ni para los consumidores.

Este proceso debe ser distinto al proceso de limpieza, pero a su vez será complementario a este, ya que ninguno de los dos por sí solos es efectivo. Uno nunca podrá sustituir al otro.

La correcta selección y uso de desinfectantes es esencial para mantener la higiene y la seguridad en la industria alimentaria. Es crucial seguir las instrucciones del fabricante para la dilución y el tiempo de contacto adecuados, y asegurarse de que el personal esté formado en el uso seguro de estos productos. Además, es importante realizar pruebas microbiológicas periódicas para verificar la efectividad de los procedimientos de desinfección.

Además de los desinfectantes químicos, que estudiaremos en el siguiente punto, existen también métodos de desinfección no químicos que son efectivos y se pueden utilizar como alternativas o complementar a los desinfectantes químicos. A continuación, se describen algunos de estos métodos:

1. Desinfección o esterilización por calor

   a) Agua caliente: el uso de agua caliente para desinfectar superficies y equipos es un método común. El agua debe estar a una temperatura lo suficientemente alta para matar microorganismos patógenos.

   b) Calor seco: utiliza aire caliente a temperaturas elevadas que destruye los microorganismos en equipos y utensilios metálicos, vidrio y otros materiales resistentes al calor.

c) Calor húmedo (autoclave): utiliza vapor a alta presión y temperatura (generalmente 121 °C o 134 °C) para destruir microorganismos. Se suele utilizar para esterilizar equipos de laboratorio, utensilios y algunos productos alimentarios envasados.

2. Radiación ultravioleta (UV): la luz UV-C se utiliza para destruir microorganismos en superficies y aire. Se usa en superficies de trabajo, equipos y áreas de procesado.

3. Ozono: es un gas que se utiliza para desinfectar aire y superficies. Requiere equipos especiales para generarlo y controlar su concentración. Puede ser irritante y tóxico en altas concentraciones.

4. Plasma frío: genera especies reactivas que pueden destruir microorganismos. Se utiliza para desinfectar superficies y envases de alimentos. Es una tecnología relativamente nueva y puede requerir inversiones significativas en equipos.

1.2.2. Productos de desinfección

Para que un producto se considere desinfectante, deberá tener una serie de propiedades:

■ No ser corrosivo: debemos tener en cuenta la compatibilidad del desinfectante con los materiales de las superficies y equipos.

■ No presentar efectos nocivos sobre la persona que lo aplica: hay que tener en cuenta la seguridad del personal y la posible toxicidad de los residuos del desinfectante en los alimentos.

■ Fácil de eliminar para que no queden residuos.

■ Actividad microbiana: algunos desinfectantes son más eficaces contra ciertos tipos de patógenos.

■ Acción instantánea.

■ No tóxico en las concentraciones indicadas.

■ No inflamable, irritable.

■ Estable.

■ Capacidad de actuación en diferentes condiciones de acidez, temperatura y materia orgánica: factores como la temperatura, el pH y la presencia de materia orgánica pueden afectar la eficacia del desinfectante.

■ Económico.

■ No producir manchas ni olores.

La desinfección puede verse limitada por la cantidad de suciedad y de materia orgánica presente en las superficies, materiales y/o equipos, por lo que es muy importante haber realizado previamente una buena limpieza donde se eliminen todos los restos de materia orgánica y la suciedad grosera para después realizar una correcta desinfección.

Existen compuestos limpiadores que consiguen buenos resultados de limpieza y desinfección debido a su formulación química. Todos los productos de limpieza y desinfección deberán ser aptos para el uso en la industria alimentaria.

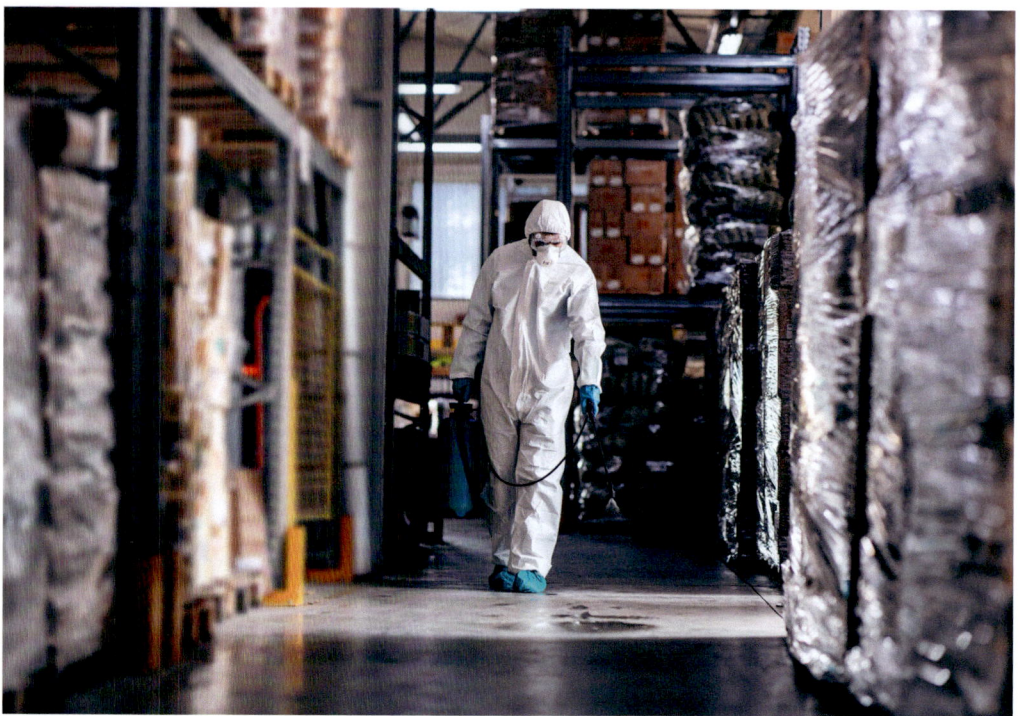

Figura 1.11. Desinfección en la industria alimentaria.

Tipos de desinfectantes:

- Desinfectantes de cloro activo: cloro o hipoclorito de sodio, se conocen comúnmente como lejías. Su acción desinfectante destruye las paredes bacterianas y además eliminan carbohidratos, proteínas y mohos rompiendo los enlaces químicos que hacen que las moléculas de suciedad se hagan más pequeñas y solubles.

  Se suele usar en combinación con detergentes alcalinos, con valor de pH de 8 y en pequeñas cantidades, ya que son poco estables en su almacenamiento. Es importante saber que una dosificación excesiva de lejías puede dar lugar a corrosiones.

- Compuestos de amonio cuaternario: tienen efecto humectante (penetra en las capas de la suciedad) y emulsionante (rompe moléculas de grasa y aceite, las hace más pequeñas por lo que facilita su eliminación). Actúan a pH de entre 5 y 10 y son estables a temperaturas altas, son muy espumantes y no trabajan bien en aguas duras, ya que esas disminuyen su eficacia. Se usan, sobre todo, en la desinfección de suelos, paredes y equipos, y en industrias cárnicas y de bebidas, aunque menos en la industria quesera, ya que son capaces de inactivar las bacterias que forman parte de la fermentación.

- Aldehídos: son muy efectivos frente a los microorganismos incluso cuando existe una gran cantidad de suciedad. El más usado es el formaldehido que se utiliza para la desinfección de superficies, equipos y circuitos de tuberías combinado con otros productos.

- Peróxidos: su principio activo es el oxígeno activo. Destacan el agua oxigenada (peróxido de hidrógeno) y el ácido peracético. Pueden usarse para desinfectar superficies, equipos, suelos, desagües y circuitos de tuberías. Eficaces frente a algunos tipos de bacterias, esporas, hongos y virus.

▶ ACTIVIDAD PROPUESTA 1.1

Imagina que trabajas en un pequeño obrador de panadería y pastelería. Como sabes, el plan de limpieza y desinfección es de vital importancia para garantizar unos alimentos saludables y seguros. A continuación, se presenta un ejercicio para aplicar este plan:

1. Crea un pequeño plano donde se aprecien las diferentes estancias del obrador: zona de trabajo, almacén, zona de venta al público, aseos, etcétera.

2. Inspección inicial: realiza una inspección del obrador para identificar todas las áreas que requieren limpieza y desinfección. Puedes ayudarte del plano que has creado en el punto anterior.

3. Establecer rutinas: crea rutinas diarias, semanales y mensuales para llevar a cabo la limpieza y desinfección en el obrador. Por ejemplo:
   - Diariamente: limpia y desinfecta las mesas de trabajo después de cada elaboración.
   - Semanalmente: realiza una limpieza exhaustiva de los almacenes.
   - Mensualmente: limpia y desinfecta los conductos de ventilación para mantener una buena calidad del aire.

4. Adquirir productos adecuados: identifica, con la ayuda de internet, los productos de limpieza y desinfección adecuados para cada superficie y área del obrador. Busca sus fichas técnicas en internet y anota las instrucciones del fabricante (dosis, temperatura de agua, tiempo de aplicación...).

5. Realiza, también, un listado con los aparatos y útiles para llevar a cabo la L+D.

6. Designa a las personas responsables de llevar a cabo el plan de L+D.

7. Diseña una tabla donde se recojan todos estos puntos.

1.3. Desarrollo del control de plagas

1.3.1. Tipos de plagas

Uno de los mayores riesgos a los que se enfrenta la industria alimentaria es la presencia de plagas, en ocasiones, incluso cuando se tiene un buen plan de limpieza y desinfección o un buen plan de mantenimiento. La presencia de comida en las instalaciones hace que estos animales aparezcan en mayor medida.

Siendo los insectos y roedores las plagas más comunes dentro de la industria alimentaria, podemos encontrar también:

- Cucarachas: son comunes en los espacios donde se manipula comida. Se reproducen de manera rápida y suelen atraer a más cucarachas. Para prevenir su aparición debemos ser escrupulosos con la limpieza, sin dejar restos de comida o basuras. Habitan, normalmente, en lugares húmedos por lo que también deberemos controlar zonas como los *offices* de limpieza, los baños, las zonas traseras de la maquinaria, etcétera.

- Insectos voladores: hablamos de moscas, mosquitos, polillas..., que son complicados de controlar por su facilidad de desplazamiento. Haremos especial hincapié en las zonas de puertas y ventanas con el uso de mosquiteras y en el interior con el uso de insectocutores.

- Roedores: ratas y ratones presentan un gran problema sanitario en la industria alimentaria, ya que son portadores de multitud de enfermedades que pueden afectar al ser humano. Haremos un control visual exhaustivo en busca de excrementos, resto de orina, huellas o cajas mordidas que nos indicarán la presencia de estos vectores. Tendremos que contar con una empresa experta que nos ayude en la eliminación de la plaga, así como de sus nidos.

- Hormigas: las hormigas pueden ser portadoras de salmonela al igual que los roedores, por esta razón evitaremos dejar restos de comida y mantendremos una limpieza a fondo que evite su aparición, además, también contaremos con la ayuda de una empresa externa como en los casos anteriores.

- Aves: en especial las palomas generan problemas muy graves en el sector alimentario. Sus excrementos, una vez secos, se pueden esparcir en forma de polvo contaminando alimentos, envases y enfermando a los trabajadores pudiendo transmitir hasta cuarenta enfermedades distintas.

1.3.2. Medidas preventivas

Cada empresa de la industria alimentaria deberá aplicar una serie de medidas preventivas para evitar la presencia de plagas tanto dentro como fuera de la industria:

- Cumplimiento del plan de mantenimiento de los locales, instalaciones y equipos.

© Ediciones Paraninfo

- Cumplimento del plan de limpieza y desinfección.

- Cumplimento del plan de eliminación de residuos (cubos de basura cerrados y retirada de la basura de forma diaria).

- Eliminación de los posibles focos de atracción (desechos, basura, suciedad, alimentos mal conservados o envasados, etcétera).

- Inspecciones visuales regulares en el exterior del local, lo que nos ayudará a evitar posibles focos de desarrollo externos que puedan afectar al interior del establecimiento.

- Instalación de barreras para insectos y roedores, como, por ejemplo, mallas antiinsectos, insectocutores, puertas cerradas con cierres ajustados; evitar la aparición de agujeros y grietas en suelo, paredes y techos; rejillas de protección en desagües, etcétera.

- Recepción y almacenamiento de los productos de manera adecuada (control visual de las materias primas, control de las condiciones de almacenamiento de los productos alimenticios...).

- Protección de alimentos con envolturas, cierres, etcétera.

Además, tendremos especial cuidado en los siguientes lugares:

- Almacenes de productos alimenticios.

- Lugares donde se generen residuos de los mismos debido a su preparación, manipulación y consumo.

- Lugares donde se generen y acumulen otros residuos orgánicos.

- Lugares donde se dé la evacuación de aguas residuales.

- Lugares donde se recojan y eliminen basuras.

- Lugares donde haya humedades o se acumule agua.

Si después de aplicar todas estas medidas preventivas todavía existe la necesidad de aplicar unas medidas correctoras debido a que la plaga es persistente, estas deberán ser aplicadas por una empresa especializada y autorizada en el control de plagas.

1.3.3. Análisis tratamientos DDD (desratización, desinsectación y desinfección)

En el momento en que una plaga se ha asentado en nuestra industria, debemos recurrir a técnicas de eliminación. Estos tratamientos no se harán solo cuando detectemos un número elevado de animales, si no que deben hacerse de manera periódica, ya que así evitaremos tratamientos más agresivos, más caros y, lo peor, menos eficaces.

Estos tratamientos suelen utilizar productos tóxicos, por lo que deberán ser aplicados y manipulados por personal especializado y autorizado para su manejo. Además, todos los productos deberán estar inscritos en el registro general de biocidas y ser aptos para su uso en industria alimentaria.

- Desratización: se usan trampas o cebos con productos rodenticidas (sólidos, granulados, líquido, parafinados, etc.). Estos cebos estarán siempre señalizados con indicaciones de peligro y bajo unas normas y protocolos de seguridad. Se van a revisar en cada visita programada donde se anotará la presencia o no de roedores. También se pueden usar trampas mecánica o pegajosas.

- Desinsectación: mediante métodos activos (insectocutores) y pasivos (mosquiteras en ventanas o cortinas en puertas), además de tratamientos correctivos, como es el caso de insecticidas en aerosol o polvos, en el caso de que sea necesario.

- Desinfección: como ya hemos explicado, la desinfección consiste en eliminar o, al menos, reducir el número de microorganismos a niveles que no sean peligrosos para la salud mediante productos desinfectantes (químicos o no químicos).

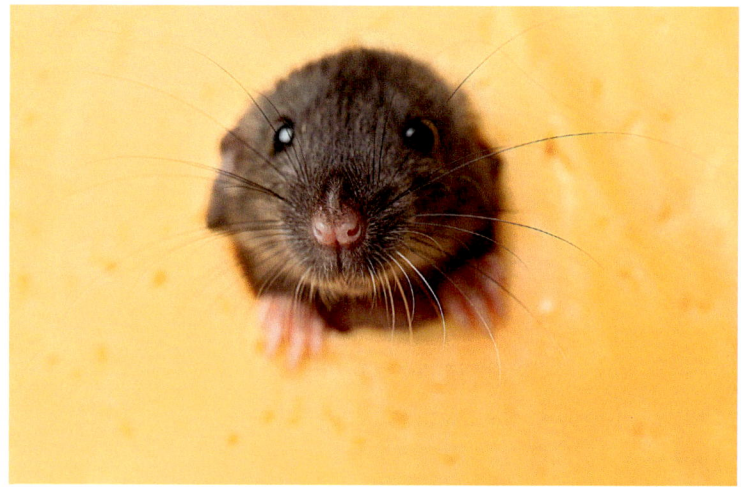

Figura 1.12. Los roedores son una de las principales plagas en la industria alimentaria.

1.3.4. Elaboración de un plan de control de plagas

Dentro de la industria alimentaria es obligatorio tener implantado un plan de desinsectación y desratización como sistema preventivo frente a la aparición de plagas. Este plan debe ir a la par del plan de limpieza y desinfección, ya que una mala limpieza y la acumulación de suciedad en la industria van a favorecer la aparición de insectos y roedores que son las plagas más comunes dentro de la industria alimentaria.

Se deben implementar medidas para impedir la presencia de este tipo de animales y eliminar los que puedan acceder a estas áreas de manipulación de alimentos. Esto es lo que se conoce como el PLAN DE CONTROL DE PLAGAS o PLAN DE DESRATIZACIÓN Y DESINSECTACIÓN.

El control de este plan tiene que llevarlo a cabo una empresa autorizada externa que, de manera periódica, visitará la industria, hará un control visual seguido de otro más exhaustivo donde personal cualificado aplicará los tratamientos necesarios contra insectos y roedores. Además, los responsables de calidad y el resto de trabajadores de la industria tendrán la responsabilidad de observar tanto almacenes como zonas de producción y alrededores de la fábrica y avisar a la empresa autorizada en el caso de que detecten la presencia de alguna plaga.

La creación de un plan de control de plagas necesita de un estudio anterior al que denominamos diagnóstico de situación. En él se realiza un estudio de la situación de la empresa, cuál es su actividad, en qué situación están sus instalaciones y cómo se encuentra su entorno. Esto permite a la empresa autorizada evaluar los riesgos de plagas potenciales y las especies presentes en el entorno.

Una vez que se ha elaborado el diagnóstico, se hará una descripción del plan, donde se va indicar de manera documental los controles y las medidas que se van a adoptar dentro del mismo. El plan deberá recoger:

- Contrato con la empresa que ejecuta el plan de control de plagas.

- Inscripción en el Registro Oficial de Establecimientos y Servicios de Plaguicidas (ROESP).

- Carné de aplicador de las personas responsables de los tratamientos.

- Acciones preventivas a aplicar (barreras físicas, rejillas, mosquiteras, mantenimiento de instalaciones, etcétera).

- Equipos y productos que se van a utilizar y cómo se van a aplicar (ultrasonidos, insectocutores y productos químicos autorizados con sus fichas técnicas).

- Plano de ubicación de cebos e insectocutores.

- Periodicidad con que se deben realizar los tratamientos, la sustitución de los cebos y los tratamientos integrales.

- Plazo de seguridad que se debe respetar cuando se realice un tratamiento integral.

- Criterios de evaluación de la aplicación.

- Tipo de vigilancia, frecuencia, puntos de localización y responsable de su realización.

- Sistema de registro de las actividades realizadas (certificado de tratamiento y verificación) y de las medidas correctoras.

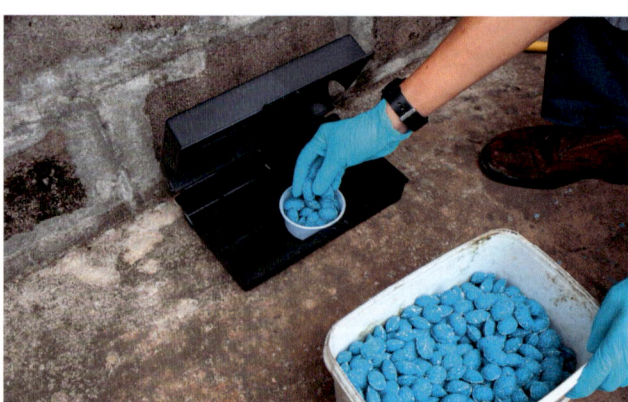

Figura 1.13. Aplicación de tratamientos para roedores.

Parte de esta documentación es aportada por la empresa encargada de llevar a cabo el plan de control de plagas y será archivada por la empresa responsable del comedor escolar.

La empresa alimentaria puede crear un registro donde se recojan los controles visuales hechos por la empresa alimentaria. En el caso de los insectos, se controlará la cantidad de los mismos aparecida en los insectocutores que hay repartidos por toda la industria (su ubicación aparece en el plano de ubicación de cebos). En el caso del control de la presencia de cucarachas, se observará la presencia o no de las mismas sobre todo en la zona de producción y en los almacenes. Para detectar la presencia de roedores, aunque no se les vea directamente, sí se pueden detectar indicios de su presencia, como huellas o heces.

Un ejemplo de dicho registro aparece en la tabla siguiente:

Tabla 1.1. Ejemplo de tabla de verificación de presencia de plagas

Verificación plagas				R02 Control de plagas	
Mes	**Semana 1**	**Semana 2**	**Semana 3**	**Semana 4**	
Aparición excrementos	Fecha	Fecha	Fecha	Fecha	
	Resultado	Resultado	Resultado	Resultado	
Aparición madrigueras	Fecha	Fecha	Fecha	Fecha	
	Resultado	Resultado	Resultado	Resultado	
Aparición roeduras	Fecha	Fecha	Fecha	Fecha	
	Resultado	Resultado	Resultado	Resultado	

Verificación plagas							R02 Control de plagas	
Aparición huellas	Fecha		Fecha		Fecha		Fecha	
	Resultado		Resultado		Resultado		Resultado	
Aparición sendas	Fecha		Fecha		Fecha		Fecha	
	Resultado		Resultado		Resultado		Resultado	
Insectocutor 1	Fecha		Fecha		Fecha		Fecha	
	Resultado		Resultado		Resultado		Resultado	
Insectocutor 2	Fecha		Fecha		Fecha		Fecha	
	Resultado		Resultado		Resultado		Resultado	
Cucarachas	Fecha		Fecha		Fecha		Fecha	
	Resultado		Resultado		Resultado		Resultado	
Responsable								
Medidas correctoras/ observaciones	En la casilla «Resultado», rellenar con un signo + si el resultado ha sido positivo y con un signo − si ha sido negativo.							

▶ ACTIVIDAD PROPUESTA 1.2

Te has percatado de la presencia de cucarachas y restos de roedores en las instalaciones de la industria alimentaria donde trabajas. Diseña un plan sencillo de control de plagas, considerando las medidas preventivas y correctivas necesarias para garantizar la salubridad de los alimentos y la seguridad de los estudiantes.

RESUMEN

Los planes de limpieza y desinfección en la industria alimentaria deben adaptarse a las instalaciones, dependencias, superficies, equipos y maquinaria de los que se dispone.

Los procesos de limpieza y desinfección se podrán llevar a cabo manualmente o de manera mecanizada.

Para que la limpieza y la desinfección sean eficaces se deberán seguir varias fases: prelavado, limpieza, enjuague intermedio, desinfección y enjuague final. También se puede recurrir a métodos de limpieza y desinfección combinados.

Después de realizar la limpieza y desinfección se deberá verificar mediante métodos visuales y/o análisis microbiológico que esta se ha realizado de la manera correcta.

Las plagas suponen un serio riesgo para la salud de toda la población. La mejor lucha frente a ellas son los métodos preventivos, pero, cuando estos no den los resultados esperados, se recurrirá a métodos químicos mediante productos autorizados y aplicados por personal formado y autorizado.

Tanto el plan de limpieza y desinfección como el plan de mantenimiento y el de eliminación de residuos van de la mano con el plan de control de plagas en el APPCC de toda industria alimentaria.

ACTIVIDADES FINALES

EVALUACIÓN

1.1. ¿Qué se entiende por limpieza en la industria alimentaria?

a) Eliminación de gérmenes y bacterias en todas las superficies.

b) Eliminación de residuos y suciedad adheridos a las superficies sin alterar las mismas.

c) Aplicación de productos químicos para eliminar microorganismos.

d) Uso de vapor para eliminar grasas incrustadas.

1.2. ¿Cuál de los siguientes tipos de suciedad es más fácil de limpiar?

a) Suciedad incrustada.

b) Suciedad feculenta.

c) Suciedad libre.

d) Suciedad pigmentada.

1.3. ¿Cuál es el propósito principal de la desinfección en la industria alimentaria?

a) Mejorar el olor de los productos alimentarios.

b) Eliminar residuos de detergentes.

c) Reducir la población microbiana a un número aceptable para la salud.

d) Hacer que los alimentos se vean más atractivos.

1.4. ¿Qué tipo de limpieza utiliza equipos y sistemas automatizados?

a) Limpieza física o manual.

b) Limpieza con espuma.

c) Limpieza automatizada.

d) Limpieza por ultrasonido.

1.5. ¿Qué tipo de suciedad necesita un tratamiento con productos especiales para ser eliminada?

a) Suciedad proteínica.

b) Suciedad inorgánica.

c) Suciedad grasa.

d) Suciedad física.

1.6. ¿Cuál es la principal eficacia de los productos con pH ácido en la limpieza?

a) Eliminación de grasas y proteínas.

b) Descomposición de suelos orgánicos.

c) Mejor solubilidad de suciedades.

d) Saponificación de grasas.

ACTIVIDADES FINALES

1.7. Según el Reglamento (CE) 852/2004, ¿qué deben tener los lavabos en las instalaciones alimentarias?

a) Material de limpieza y secado higiénico.

b) Agua fría.

c) Conexión directa con las salas de manipulación de alimentos.

d) Inodoros de cisterna.

1.8. ¿Qué tipo de detergentes son efectivos para eliminar grasas y proteínas?

a) Detergentes ácidos.

b) Detergentes neutros.

c) Detergentes alcalinos.

d) Detergentes enzimáticos.

1.9. ¿Cuál es el primer paso del proceso general de limpieza y desinfección en la industria alimentaria?

a) Aplicación de desinfectantes.

b) Enjuagado intermedio.

c) Prelavado o retirada en seco de los residuos de producto.

d) Limpieza con detergentes.

1.10. ¿Qué herramienta de limpieza es ideal para eliminar residuos sólidos de superficies y suelos?

a) Mopas y trapos.

b) Hidrolimpiadora.

c) Escobas y cepillos.

d) Aspiradoras industriales.

1.11. ¿Qué se define como desinfección en la industria alimentaria?

a) Eliminar todos los microorganismos de las superficies.

b) Eliminar o reducir a un nivel tolerable los microorganismos presentes en las superficies.

c) Limpiar y desinfectar simultáneamente.

d) Destruir la materia orgánica presente en las superficies.

1.12. ¿Cuál de los siguientes NO es un método de desinfección por calor?

a) Agua caliente.

b) Calor seco.

c) Radiación ultravioleta.

d) Calor húmedo (autoclave).

ACTIVIDADES FINALES

1.13. ¿Cuál de los siguientes es un método de desinfección no químico?

a) Amonio cuaternario.

b) Aldehídos.

c) Plasma frío.

d) Peróxidos.

1.14. ¿Qué propiedad debe tener un desinfectante para ser considerado seguro en la industria alimentaria?

a) Ser inflamable.

b) Ser tóxico en altas concentraciones.

c) No ser corrosivo.

d) Presentar efectos nocivos sobre el aplicador.

1.15. ¿Qué tipo de desinfectante es más efectivo frente a microorganismos incluso con gran cantidad de suciedad?

a) Compuestos de amonio cuaternario.

b) Aldehídos.

c) Desinfectantes de cloro activo.

d) Peróxidos.

1.16. ¿Cuál de las siguientes es una medida preventiva para evitar la presencia de plagas en la industria alimentaria?

a) Dejar restos de comida en el área de producción.

b) Utilizar insecticidas solo cuando se detecten plagas.

c) Instalar mallas antiinsectos y mantener puertas cerradas con cierres ajustados.

d) Almacenar productos alimenticios sin control visual.

1.17. ¿Qué tipo de plaga es conocida por habitar en lugares húmedos y reproducirse rápidamente?

a) Hormigas.

b) Roedores.

c) Cucarachas.

d) Aves.

1.18. ¿Qué plaga puede ser portadora de salmonela, similar a los roedores?

a) Moscas.

b) Palomas.

c) Hormigas.

d) Cucarachas.

ACTIVIDADES FINALES

1.19. **¿Qué se debe hacer en caso de detectar una plaga persistente en una industria alimentaria?**

a) Aplicar productos químicos sin supervisión.

b) Contratar una empresa especializada en el control de plagas.

c) Incrementar la producción para compensar las pérdidas.

d) Ignorar la plaga y esperar a que desaparezca.

1.20. **¿Qué es un insectocutor?**

a) Una herramienta para atrapar roedores.

b) Un producto químico para eliminar plagas.

c) Un dispositivo para atrapar y eliminar insectos voladores.

d) Una trampa pegajosa para cucarachas.

ARGOT TÉCNICO

- **APPCC (Análisis de Peligros y Puntos de Control Críticos)**: sistema de autocontrol utilizado en la industria alimentaria para garantizar la seguridad de los productos, incluyendo la implementación de planes de limpieza y desinfección.

- **Calor húmedo**: método de desinfección que utiliza vapor a alta presión y temperatura, como en un autoclave.

- **Desincrustación**: proceso de eliminación de depósitos minerales como la cal y el óxido de las superficies, utilizando productos con pH ácido.

- **Desinfección**: proceso mediante el cual se eliminan o inactivan microorganismos patógenos en superficies, utensilios y equipos para garantizar la seguridad alimentaria.

- **Desinfectantes de cloro activo**: productos como el hipoclorito de sodio que destruyen las paredes bacterianas y eliminan carbohidratos y proteínas.

- **Desinsectación**: conjunto de técnicas y productos utilizados para eliminar insectos indeseables (como cucarachas y hormigas) de una instalación, incluyendo el uso de insectocutores y barreras físicas como mosquiteras.

- **Desratización**: proceso de control y eliminación de roedores (ratas y ratones) mediante trampas, cebos rodenticidas y otras técnicas para evitar problemas sanitarios y estructurales en la industria alimentaria.

- **Detergente**: sustancia que, al mezclarse con agua, aumenta su poder limpiador al eliminar residuos de materia orgánica adheridos a superficies, maquinaria y equipos.

- **Higienización**: proceso de limpieza y desinfección que reduce la cantidad de microorganismos en superficies y equipos a niveles seguros, asegurando la inocuidad alimentaria.

- **Insectocutor**: dispositivo eléctrico utilizado para atraer y eliminar insectos voladores mediante la emisión de luz ultravioleta que atrae a los insectos hacia una rejilla electrificada.

- **Limpieza automatizada**: proceso de limpieza que utiliza sistemas y equipos automatizados, adecuado para áreas que requieren una limpieza frecuente y estandarizada.

- **Limpieza en sitio (CIP)**: sistema de limpieza automatizada que no requiere desmontar el equipo, haciendo circular soluciones de limpieza a través de sistemas cerrados.

- **Limpieza física o manual**: proceso de limpieza realizado con herramientas manuales como cepillos, esponjas y paños, especialmente útil para superficies de trabajo y equipos pequeños.

- **Ozono**: gas utilizado para desinfectar aire y superficies, eficaz, pero requiere control cuidadoso debido a su toxicidad en altas concentraciones.

- **pH ácido (pH <7)**: medida que indica la acidez de una solución. Los productos con pH ácido son eficaces para eliminar depósitos minerales y descomponer residuos orgánicos.

- **Radiación UV**: uso de luz ultravioleta para destruir microorganismos en superficies y aire.

- **ROESP (Registro Oficial de Establecimientos y Servicios de Plaguicidas)**: registro oficial que acredita a las empresas y servicios que realizan tratamientos de control de plagas, garantizando que los productos y técnicas utilizadas cumplen con las normativas de seguridad y eficacia.

- *Salmonella*: género de bacterias que puede ser transmitido por plagas como roedores y hormigas, causante de infecciones alimentarias graves en humanos, comúnmente asociadas con la contaminación de alimentos.

- **Saponificación**: reacción química que convierte grasas en jabón, facilitada por productos alcalinos, permitiendo una limpieza más eficaz de superficies grasosas.

- **Solubilidad de suciedades**: capacidad de una sustancia para disolverse en un solvente, mejorada por agentes alcalinos para facilitar la remoción de suciedad durante la limpieza.

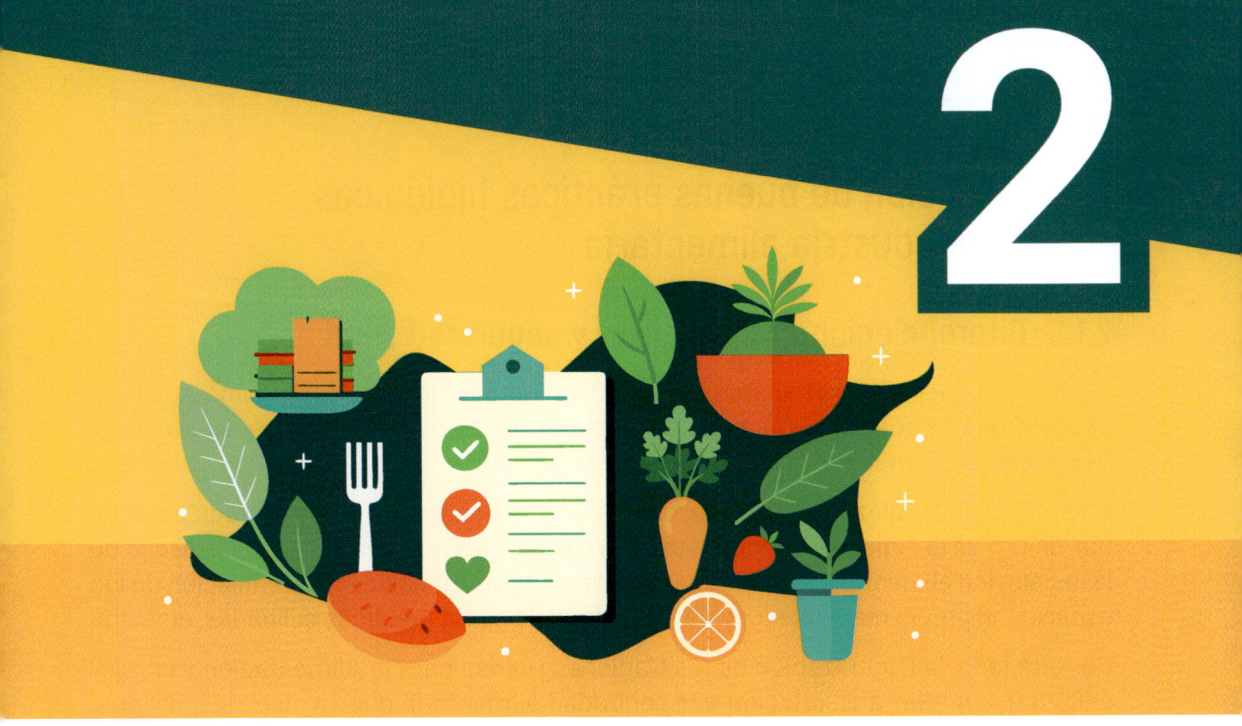

2

Buenas prácticas higiénicas y de manipulación de alimentos

Las buenas prácticas higiénicas y de manipulación de alimentos previenen la contaminación microbiana, física y química de los alimentos, protegen la salud del consumidor y aseguran el cumplimiento de las normativas sanitarias. Además, contribuyen a mantener un entorno de trabajo limpio y seguro, reduciendo riesgos de enfermedades transmitidas por alimentos y mejorando la eficiencia operativa de las empresas.

2.1. Aplicación de buenas prácticas higiénicas en la industria alimentaria

2.1.1. Diferenciación entre higiene y seguridad alimentaria

El término *higiene alimentaria* se refiere al conjunto de acciones que tomamos para asegurarnos de que los alimentos sean inocuos, es decir, que no causen enfermedades y, además, conserven sus propiedades nutritivas.

Además de la limpieza y la desinfección de la que hemos hablado en la unidad anterior, dentro de la higiene alimentaria también tenemos que tener en cuenta el diseño de la instalación alimentaria, los materiales utilizados, la luminosidad, la ventilación de los espacios, el propio manipulador y todo lo referido a él, las prácticas culinarias, etcétera.

Por otro lado, la Organización de las Naciones Unidas para la Alimentación y la Agricultura (FAO) afirma en relación a la seguridad alimentaria que «a nivel de individuo, hogar, nación y global, se consigue (la seguridad alimentaria) cuando todas las personas, en todo momento, tienen acceso físico y económico a suficiente alimento, seguro y nutritivo, para satisfacer sus necesidades alimenticias y sus preferencias, con el objeto de llevar una vida activa y sana».

Para ello, deben darse una serie de condiciones:

- Oferta y disponibilidad de alimentos adecuados.
- Estabilidad de la oferta sin fluctuaciones, ni escasez, en función de la estación o época del año.
- Acceso a los alimentos o a la capacidad para adquirirlos.
- Buena calidad e inocuidad de los alimentos.

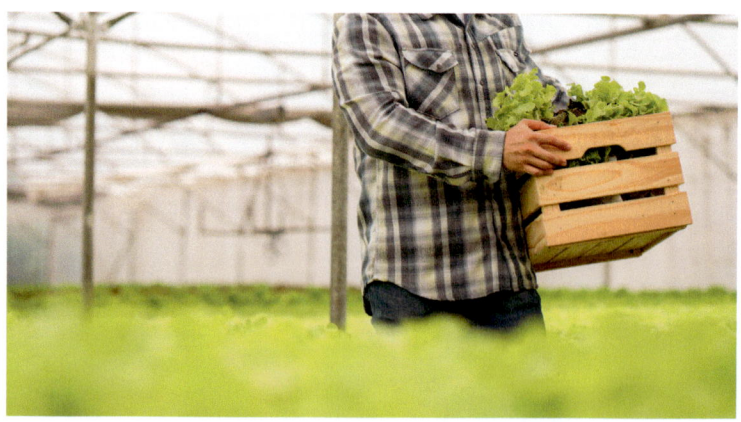

Figura 2.1. El acceso de las personas a alimentos seguros es un punto primordial para la FAO.

© Ediciones Paraninfo

A continuación, vamos a ver qué significado tiene cada una de ellas y cuáles son sus implicaciones:

■ Oferta y disponibilidad de alimentos adecuados: se refiere a la existencia de suficientes alimentos nutritivos y variados que estén disponibles para la población. Implica que la producción, distribución y comercialización de alimentos sean eficientes y capaces de satisfacer las necesidades dietéticas de las personas. Sus implicaciones son que exista una producción suficiente, es decir, que los sistemas agrícolas y de producción deben ser capaces de generar suficientes alimentos para todos. También que exista una distribución eficiente o lo que es lo mismo que los alimentos estén disponibles en todos los lugares donde la gente los necesite, lo que implica una logística y un transporte efectivos. Y, por último, implica variedad y nutrición, que significa que los alimentos disponibles deben ser variados y nutritivos para cubrir las necesidades dietéticas de la población.

■ Estabilidad de la oferta sin fluctuaciones, ni escasez, en función de la estación o época del año, refiriéndose en este caso a la capacidad de mantener un suministro constante y predecible de alimentos a lo largo del año, independientemente de las variaciones estacionales y de las condiciones climáticas. Esto implica que es necesario contar con sistemas de almacenamiento adecuados que permitan conservar alimentos durante largos periodos. También implica diversificar las fuentes de alimentos y depender de múltiples regiones o métodos de producción para evitar la escasez estacional y, por último, desarrollar sistemas de producción y distribución resilientes que puedan soportar perturbaciones, como desastres naturales, conflictos o crisis económicas.

■ Acceso a los alimentos o a la capacidad para adquirirlos: esta condición se refiere a la capacidad de las personas para obtener alimentos suficientes, tanto en términos físicos como económicos. No basta con que los alimentos estén disponibles; las personas deben poder acceder a ellos. Y para ello, se deben dar tres situaciones diferentes:

— Accesibilidad económica: las personas deben tener suficiente poder adquisitivo para comprar alimentos. Esto implica empleo, ingresos y precios de alimentos que sean asequibles.

— Accesibilidad física: los alimentos deben estar disponibles en lugares accesibles para todos, incluyendo zonas rurales y comunidades marginadas.

— Políticas sociales: implementación de políticas de apoyo social, como subsidios alimentarios, programas de alimentación escolar y ayudas para los más vulnerables.

■ Buena calidad e inocuidad de los alimentos: lo que significa que los alimentos disponibles deben ser seguros para el consumo, libres de contaminantes y cumplir con los estándares de calidad y seguridad alimentaria. Por lo que deberán existir una serie de regulaciones y controles estrictos para garantizar que los alimentos no contengan contaminantes químicos, biológicos o físicos. Además, se promoverá la educación y la conciencia sobre prácticas de manipulación segura de alimentos tanto en la producción como en el consumo. Por último, se implantarán tecnología y prácticas agrícolas, de procesamiento y de almacenamiento que mantengan la calidad e inocuidad de los alimentos.

La seguridad alimentaria es un concepto integral que abarca la disponibilidad, estabilidad, acceso y calidad de los alimentos. Cada una de estas condiciones es fundamental para asegurar que todas las personas puedan disfrutar de una alimentación adecuada y segura en todo momento. Lograr la seguridad alimentaria requiere un esfuerzo coordinado entre productores, gobiernos, organizaciones y consumidores para superar los desafíos y garantizar que todos tengan acceso a alimentos suficientes, seguros y nutritivos.

2.1.2. Identificación de los factores que alteran los alimentos

Una de las principales prioridades de la industria alimentaria es la protección al consumidor. Este tiene derecho a consumir alimentos que sean seguros, inocuos y de calidad; para ello, se deben tomar medidas higiénicas en todas y cada una de las fases de la cadena de producción alimentaria.

Unas prácticas correctas de higiene por parte de los manipuladores de alimentos nos van a garantizar una higiene y una seguridad alimentaria correctas, por lo que debemos asegurarnos de que todo el personal toma conciencia de las consecuencias de una mala manipulación y de que toman las medidas adecuadas para ello.

Para conocer cuál es el papel que juegan la higiene y la seguridad alimentaria, debemos comenzar por conocer la forma en la que los alimentos pueden ser transmisores de enfermedades y, además, conocer qué factores son los que las van a desencadenar, para así, poder evitarlos.

Hablamos de la alteración de un alimento cuando este sufre un cambio en sus características organolépticas (color, olor, sabor, etc.), en su composición química o en su valor nutritivo. Esto hace que la calidad del alimento disminuya, lo que supone que este deje de ser apetecible para el consumidor, aunque, generalmente, no va a poner en riesgo su salud.

Las alteraciones de los alimentos no siempre son perjudiciales como pueden ser la putrefacción de la carne o la oxidación de grasas que dan como resultado olores y sabores desagradables. En ocasiones, nos encontramos con alteraciones beneficiosas para el alimento como pueden ser las provocadas por las levaduras del pan, el vino o la cerveza, o las bacterias que dan como resultado el yogur. Y también con alteraciones que son indiferentes, es decir, que no tienen ninguna consecuencia ni en el prodcuto ni en la salud del consumidor, como puede ser la solidificación del aceite debido al frío.

Los alimentos pueden sufrir alteraciones por diferentes motivos:

- Alteraciones físicas por un calentamiento excesivo del producto, una deshidratación o diferentes alteraciones mecánicas como los golpes.

- Alteraciones químicas por el enranciamiento de grasas o la adquisición de coloraciones anormales.

- Alteraciones biológicas como consecuencia de la presencia de insectos, parásitos, animales, como los roedores y microorganismos (fermentación y putrefacción).

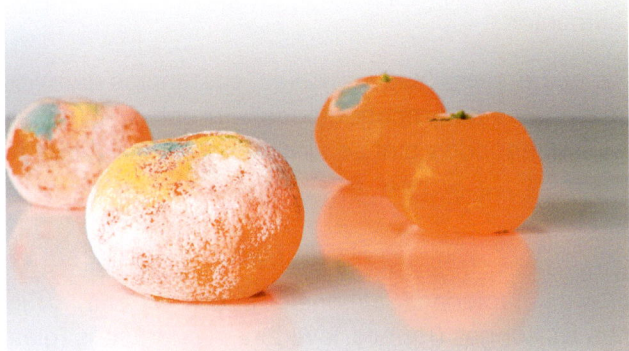

Figura 2.2. Fenómenos de alteración en una fruta.

De manera más concreta, podemos decir que los principales factores que alteran los alimentos son:

A. Factores físicos

- Temperatura: las variaciones de temperatura pueden acelerar la descomposición de los alimentos. La temperatura alta promueve el crecimiento de microorganismos y la actividad enzimática, mientras que la temperatura baja (refrigeración y congelación) puede retardar estos procesos, pero no detenerlos completamente.

- Humedad: el nivel de humedad afecta la tasa de descomposición y el crecimiento microbiano. Una alta humedad puede fomentar el crecimiento de mohos y bacterias, mientras que una baja humedad puede deshidratar y alterar la textura de los alimentos.

- Luz: la exposición prolongada a la luz, especialmente a la luz ultravioleta, puede degradar ciertos nutrientes, como las vitaminas, y afectar la calidad sensorial de los alimentos.

- Oxígeno: la presencia de oxígeno puede llevar a la oxidación de grasas y aceites, causando rancidez. La oxidación también puede afectar el color y el sabor de los alimentos.

B. Factores químicos

- Residuos de pesticidas: los residuos de pesticidas utilizados en la agricultura pueden permanecer en los alimentos y ser nocivos para la salud.

- Contaminantes ambientales: sustancias químicas como metales pesados (mercurio, plomo, cadmio), contaminantes industriales y dioxinas pueden contaminar los alimentos a través del agua, el aire y el suelo.

- Aditivos y conservantes: el uso excesivo o inadecuado de aditivos y conservantes puede causar reacciones químicas no deseadas y alterar la seguridad y calidad de los alimentos.

- Migración de sustancias desde envases: sustancias químicas pueden migrar desde los materiales de empaque a los alimentos, especialmente si se utilizan envases inadecuados o si se almacenan alimentos a temperaturas inapropiadas.

C. Factores biológicos

- Microorganismos: bacterias (*Salmonella*, *E. coli*, *Listeria*), virus (*Norovirus*, virus de la hepatitis A), hongos (mohos, levaduras) y parásitos (giardia, triquina) pueden proliferar en los alimentos y causar enfermedades.

- Enzimas naturales: las enzimas presentes en los alimentos pueden catalizar reacciones que causan descomposición y pérdida de calidad, como el pardeamiento en frutas y vegetales.

- Infestación por plagas: insectos, roedores y otras plagas pueden contaminar los alimentos con sus excrementos, pelos y cuerpos, además de propagar microorganismos patógenos.

D. Factores ambientales

- Contaminación del agua: el agua contaminada utilizada en el riego, lavado y procesamiento de alimentos puede introducir patógenos y sustancias químicas nocivas en los alimentos.

- Calidad del suelo: suelos contaminados con pesticidas, metales pesados y otros químicos pueden transferir estos contaminantes a los cultivos.

- Calidad del aire: emisiones industriales y agrícolas pueden depositar contaminantes en los alimentos durante el cultivo, la cosecha y el procesamiento.

- Condiciones de almacenamiento y transporte: la exposición a condiciones inadecuadas de temperatura, humedad y limpieza durante el almacenamiento y el transporte puede llevar a la contaminación y deterioro de los alimentos.

Así, tenemos alimentos perecederos, semiperecederos y estables o no perecederos, según la facilidad que estos tienen para alterarse:

■ Perecederos: debemos utilizar diferentes técnicas de conservación para evitar que se alteren. Tienen una elevada cantidad de agua en su composición (frutas, carnes, pescados, etcétera).

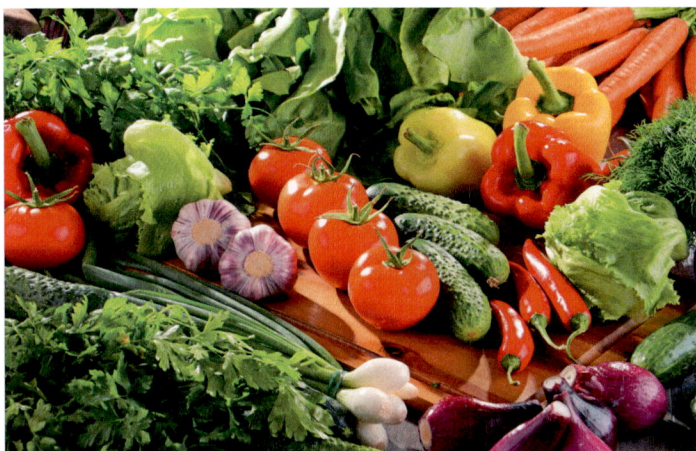

Figura 2.3. Ejemplo de alimentos perecederos.

■ Semiperecederos: los alimentos como los tubérculos, las gramíneas o los frutos secos tienen una gran durabilidad, ya que su contenido en agua es menor y, por tanto, dependerán de la humedad relativa para comenzar a deteriorarse. Además, contienen ácidos o azúcares que dificultan el desarrollo microbiano por lo que, si se conservan de forma adecuada, tardarán en alterarse.

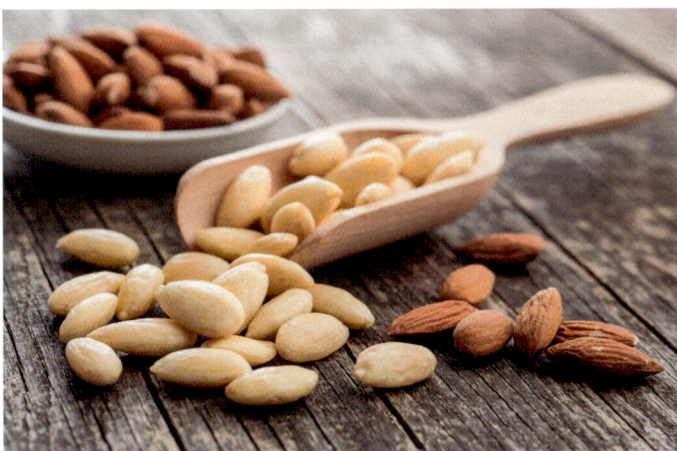

Figura 2.4. Ejemplo de alimento semiperecedero.

- Estables o no perecederos: tienen poca agua en su composición, por lo que su deterioro será mucho más lento. Ejemplos de alimentos no perecederos pueden ser: legumbres, miel, azúcar, sal, harina, leche en polvo...

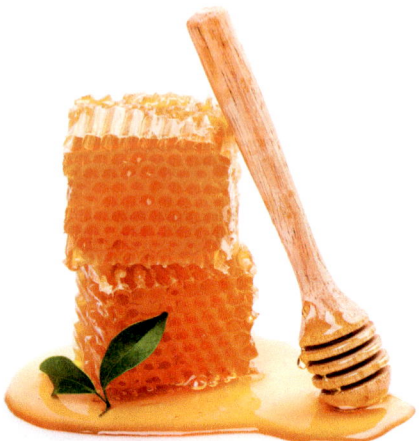

Figura 2.5. Ejemplo de alimento estable o no perecedero.

Podemos hablar de contaminación de un alimento cuando en este aparezca cualquier tipo de materia que no sea propia de él y, además, esta sea capaz de producir una enfermedad a quien lo consuma. Esa materia de la que hablamos puede ser de tipo físico, químico o biológico, por lo que podemos hablar de:

- Contaminación física: se da cuando en los alimentos aparecen elementos como vidrio, pelos, trozos de madera o de metal, pulseras, lápices... Estos pueden provocar heridas o atragantamientos en el caso de ser ingeridos.

- Contaminación química: esta contaminación puede tener diferentes orígenes. El primero puede estar en los residuos de productos utilizados para el control de plagas en la producción primaria o como restos de medicamentos en animales que han estado enfermos. Otro origen está en el contacto del alimento con superficies, equipos o utensilios que han pasado por un proceso de limpieza, el cual no se ha terminado de la manera adecuada, e, incluso, se puede dar una contaminación química por migración de los compuestos de los envases que contienen los alimentos.

- Contaminación biológica: hablamos de bacterias, parásitos y virus. En este caso concreto, las bacterias son los microorganismos que presentan el mayor problema de contaminación, ya que su capacidad de reproducción es muy elevada, haciendo que el consumidor enferme fácilmente. Este tipo de contaminación es muy peligrosa, ya que no se ve a simple vista, es decir, el alimento no se ve deteriorado, ni huele, ni sabe mal, por lo que el consumidor lo ingiere sin preocupación.

Este tipo de contaminación puede llegar al alimento por medio de las manos del operario, por contacto con alimentos contaminados o con superficies contaminadas como mesas, recipientes, utensilios o equipos contaminados. También puede llegar a través de insectos o roedores (moscas, hormigas, cucarachas, ratones y ratas, aves o incluso animales domésticos) que están en contacto con el alimento.

Formas de contaminación:

■ **Contaminación en origen**: en el caso de los alimentos de origen animal, estos pueden venir contaminados de origen. Es el caso de los huevos cuando se contaminan con las heces de la gallina, que pueden contener salmonela. Otro ejemplo es el caso de la carne que venga con restos de medicamentos. Los productos de origen vegetal pueden contener restos de plaguicidas o restos de tierra.

■ **Contaminación directa o por manipulación:** siendo la persona que manipula los alimentos el mayor factor de riesgo en cuanto a contaminación se refiere, este tipo de contaminación es la más frecuente dentro de la industria alimentaria. Por esta razón, es fundamental una higiene correcta y continua del manipulador, y además esta debe estar presente en el mismo lugar de trabajo y en los equipos y utensilios utilizados. Ejemplos de este tipo de contaminación serían la falta de higiene de manos del manipulador o estornudar o toser sobre el alimento, además del contacto con superficies no higienizadas o rotas.

■ **Contaminación cruzada:** nos referimos, en este caso, al paso de cualquier contaminante (bacteria, producto químico, elemento físico), desde un alimento o materia prima contaminados a otro alimento que no lo está o a superficies en contacto con este que se encuentran limpias (mesas, equipos, utensilios). A su vez, este tipo de contaminación puede darse de manera directa o de manera indirecta.

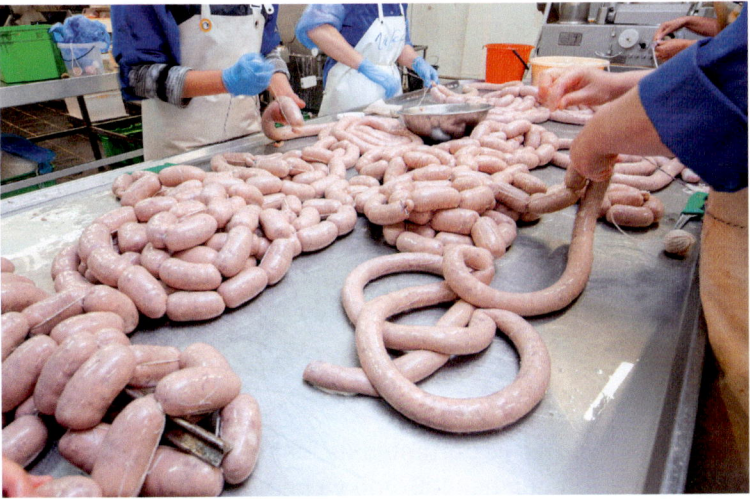

Figura 2.6. La contaminación cruzada puede darse a través de las superficies de trabajo.

2.1.3. Normativa sobre higiene y seguridad alimentaria

La inquietud sobre el consumo de alimentos sanos y seguros, así como varias crisis alimentarias ocurridas en un breve espacio de tiempo, llevó a la Unión Europea a desarrollar el llamado «paquete de higiene» creando una política global e integral que engloba todos los alimentos, desde la granja hasta la mesa.

Algunos de los reglamentos que se incluyen en el **paquete de higiene** son:

- Reglamento (CE) n.º 178/2002, por el que se establecen los principios y los requisitos generales de la legislación alimentaría, se crea la Autoridad Europea de Seguridad Alimentaria y se fijan procedimientos relativos a la seguridad alimentaria.
- Reglamento (CE) n.º 852/2004, relativo a la higiene de los productos alimenticios.
- Reglamento (CE) n.º 853/2004, por el que se establecen normas específicas de higiene de los alimentos de origen animal.
- Reglamento (CE) n.º 854/2004, por el que se establecen normas específicas para la organización de controles oficiales de los productos de origen animal destinados a consumo humano.

Estos dos últimos reglamentos se encuentran actualmente derogados por el Reglamento (UE) 2017/625 del Parlamento Europeo y del Consejo, de 15 de marzo de 2017, relativo a los controles y otras actividades oficiales realizados para garantizar la aplicación de la legislación sobre alimentos y piensos, y de las normas sobre salud y bienestar de los animales, sanidad vegetal y productos fitosanitarios.

En España, la seguridad e higiene alimentarias quedan reguladas por los siguientes reales decretos:

- Real Decreto 1086/2020, de 9 de diciembre, por el que se regulan y flexibilizan determinadas condiciones de aplicación de las disposiciones de la Unión Europea en materia de higiene de la producción y comercialización de los productos alimenticios y se regulan actividades excluidas de su ámbito de aplicación.
- Real Decreto 1021/2022, de 13 de diciembre, por el que se regulan determinados requisitos en materia de higiene de la producción y comercialización de los productos alimenticios en establecimientos de comercio al por menor.

2.2. Repercusión en la salud de la proliferación de microrganismos en los alimentos

2.2.1. Análisis de los factores que favorecen la proliferación de microorganismos

Una de las características más importantes de los microorganismos es la facilidad y la rapidez de multiplicación que tiene. Como ya hemos comentado, existen una serie de factores externos que van a ayudar a esa multiplicación y sobre los que tendremos que prestar una especial atención para evitar que se den las condiciones idóneas para la multiplicación.

■ Temperatura: el rango de temperaturas comprendido entre los 5 °C y los 65 °C es el ideal para el desarrollo de los microorganismos. Por encima de los 65 °C la mayoría de los microorganismos comienzan a morir y pasados los 100 °C prácticamente ninguno de ellos puede subsistir. Por debajo de 5 °C, es decir, a temperaturas de refrigeración, el crecimiento de los microorganismos se ralentiza, y a temperaturas de congelación, por debajo de los 18 °C, se detiene, aunque es importante señalar que el frío no elimina los microorganismos.

■ Oxígeno: que haya más o menos oxígeno determinará la actividad de los microorganismos. Los microorganismos aerobios necesitan de oxígeno para vivir, los anaerobios no necesitan oxígeno para vivir y los facultativos crecen en presencia o no de oxígeno. Para evitar el crecimiento microbiano, se utilizan atmósferas controladas en el envasado o, también, el envasado al vacío.

■ Tiempo: cuanto más tiempo estén los microorganismos en condiciones favorables de temperatura, oxígeno y humedad, su crecimiento será más rápido. En condiciones favorables, una sola bacteria es capaz de multiplicarse y dar lugar a 134 millones de bacterias en nueve horas.

■ Humedad: el agua es necesaria para la vida, por tanto, si el alimento se encuentra en un ambiente húmedo, los microorganismos tendrán más facilidad para crecer y reproducirse.

En cuanto a los factores propios del alimento, estos serían:

■ Composición del alimento: los nutrientes propios del producto son el alimento ideal para los microorganismos, estos se alimentan sobre todo de proteínas, por lo que alimentos como la leche, la carne o el pescado son más sensibles a la acción de los microorganismos.

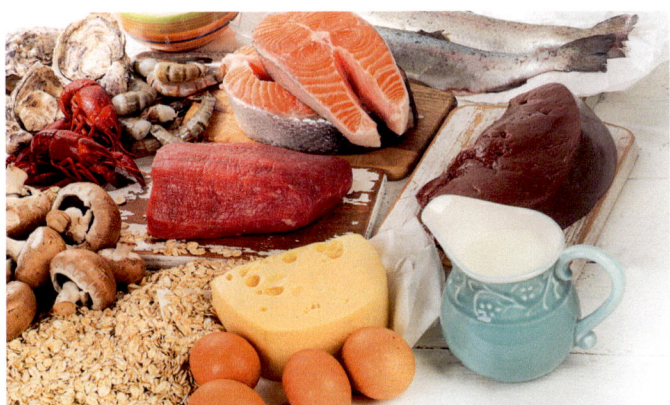

Figura 2.7. Dependiendo de su composición, los alimentos serán más o menos sensibles a la acción de los microorganismos.

- Actividad del agua: los alimentos con elevada actividad de agua o agua disponible, como son carnes, pescados, verduras, frutas…, en general, los alimentos perecederos, son más propensos a ser atacados por microorganismos que los que tienen baja actividad de agua, como galletas, nueces, legumbres, es decir, alimentos semi o no perecederos.

- pH: el pH mide el grado de acidez del alimento. Los microorganismos crecen mejor en pH neutro, mientras que los pH ácidos evitan su crecimiento.

2.2.2. Principales enfermedades causadas por microorganismos contaminantes de los alimentos

Como ya hemos visto, la contaminación de los alimentos proviene de diferentes fuentes: la contaminación física, la química y la biológica, siendo esta última la más importante, ya que es la responsable de la mayoría de las enfermedades originadas por el consumo de alimentos.

Los microorganismos causantes de esta contaminación tienen en común que son organismos vivos, principalmente microorganismos que se encuentran en el alimento y que, en condiciones ideales de temperatura, humedad, pH, etc., se multiplican con mucha rapidez. Además, al tratarse de organismos microscópicos, no se pueden detectar a simple vista.

Las enfermedades causadas por el consumo de alimentos en mal estado reciben el nombre de enfermedades de transmisión alimentaria (ETA), o toxiinfecciones, ya que los microorganismos son transmitidos a través de los alimentos. Estas enfermedades se clasifican según el comportamiento del microorganismo:

- **Infecciones alimentarias**: se producen al ingerir alimentos o aguas que contienen algún microorganismo patógeno que, al ingresar en el organismo, comienza a proliferar. Un ejemplo sería la salmonelosis.

- **Intoxicaciones alimentarias**: tienen lugar cuando lo que está presente en el organismo no son los microorganismos en sí, sino las toxinas producidas por ellos como, por ejemplo, el botulismo.

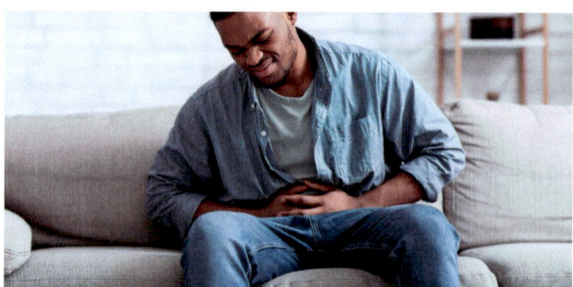

Figura 2.8. Las toxiinfecciones alimentarias, en general, provocan dolores abdominales.

© Ediciones Paraninfo

DATO

El síndrome tóxico por aceite de colza, más conocido como enfermedad de la colza o intoxicación por aceite de colza, ocurrió en España en la primavera del año 1981. En este caso, se comercializó aceite de colza mezclado con anilina, que es una sustancia tóxica, lo que provocó una intoxicación masiva con más de 25 000 personas afectadas y, además, provocó también la muerte de, al menos, 4000 personas, lo que convierte este caso en la mayor intoxicación alimentaria en el país hasta la fecha.

En relación al ser humano, los microorganismos se pueden clasificar como:

- **Flora banal o no patógenos:** son los microorganismos que se encuentran en los alimentos o en el propio medio ambiente, entre otros, y que no causan ningún daño al ser humano, aunque están implicados en las reacciones deterioran los alimentos.

- **Beneficiosos:** son los utilizados en la transformación de los alimentos como los utilizados para hacer quesos, cerveza, pan, embutidos, etcétera.

- **Patógenos:** son los que tienen mayor importancia, ya que son los responsables de producir las enfermedades alimentarias. Entre ellos, destacamos las bacterias, los virus, los parásitos y los mohos.

- **Bacterias**: son las responsables de la mayoría de las enfermedades de transmisión alimentaria: salmonelosis (*Salmonella*), listeriosis (*Listeria monocytogenes*), botulismo (*Clostridium botulinum*), *Escherichia coli*, etcétera.

- **Virus**: son los responsables, entre otras enfermedades, de la hepatitis A. Necesitan invadir células de otro ser vivo para poder reproducirse. Pueden transmitirse a través de una persona portadora, por aguas contaminadas o por utensilios que estén sucios. Una de las recomendaciones que se dan para evitar una infección por virus es el lavado de manos, además del uso de agua potable tanto para beber como para la limpieza de utensilios y superficies.

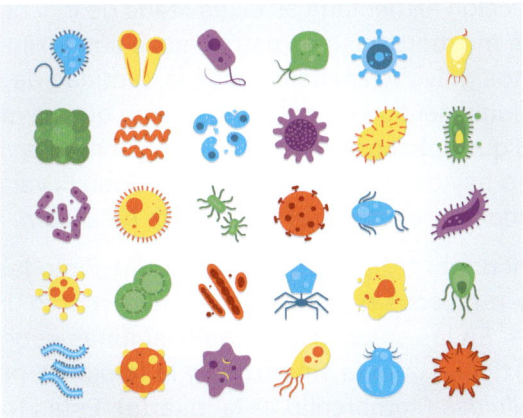

Figura 2.9. Diferentes tipos de virus y bacterias.

- **Parásitos**: viven a expensas de otros organismos de los que obtienen un beneficio. El parásito más conocido es el anisakis, que se puede encontrar en el pescado y cuyas larvas se desarrollan en el aparato digestivo humano al ingerir pescado crudo o poco cocinado. Otro ejemplo sería la triquinosis, producida al ingerir carne de cerdo contaminada con *Trichinella spiralis*.

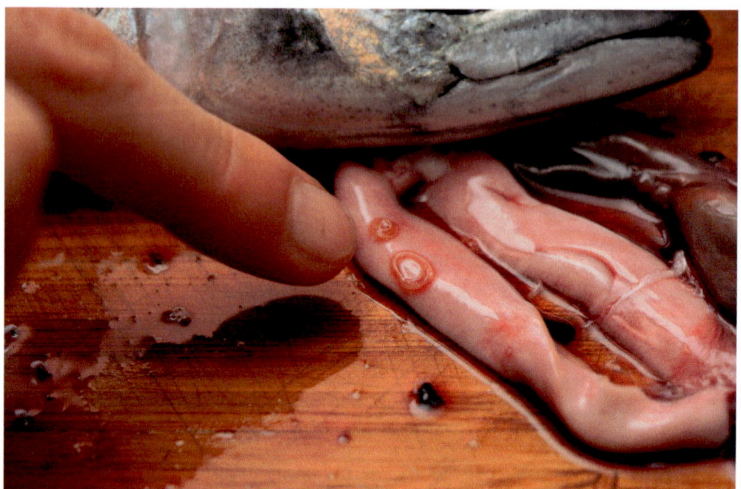

Figura 2.10. Anisakis en pescado.

- **Mohos**: crecen en ambientes húmedos y ocasionan alteraciones en los alimentos. Aunque los mohos hacen inadecuado para su consumo los alimentos, no suelen ser peligrosos para la salud, pero algunos de ellos (*Aspergillus*) suelen desarrollarse en la superficie del alimento y pueden producir micotoxinas que, al penetrar en el alimento y posteriormente ser consumidas por el hombre, pueden producir micotoxicosis que, a la larga, puede ser cancerígenas.

Por tanto, una toxiinfección alimentaria es el resultado de ingerir alimentos en mal estado con presencia de microorganismos patógenos o sus toxinas. Estas toxiinfecciones serán más o menos graves dependiendo de la cantidad de alimento ingerido, de nuestro estado de salud y del tipo de microorganismo que hayamos ingerido, ya que hay microorganismos que solo nos provocarán los síntomas de los que hemos hablado anteriormente, pero hay otros que incluso nos podrían llevar a la muerte, como es el caso de la *Listeria monocytogenes* o el *Clostridium botulinum*.

También podemos encontrar toxinas de origen natural como las que aparecen en algunos tipos de setas, moluscos o mariscos que representan un riesgo significativo para la salud humana. En las setas, por ejemplo, algunas especies contienen compuestos altamente tóxicos como la amatoxina y la faloidina, presentes en especies como la *Amanita phalloides* (sombrerillo de la muerte). Estas toxinas pueden causar daños graves en el hígado y los riñones, y en casos severos, la muerte.

En moluscos y mariscos, las toxinas marinas son producidas por algas dinoflageladas y pueden bioacumularse en estos organismos filtradores. Las toxinas más relevantes incluyen las saxitoxinas, responsables del envenenamiento paralítico por mariscos (PSP); las ciguatoxinas, que causan la ciguatera, enfermedad típica de las zonas tropicales, y las toxinas amnésicas, como el ácido domoico, que pueden causar pérdida de memoria y efectos neurológicos severos. Además, las toxinas lipofílicas, como las dinofisistoxinas, provocan diarrea y malestar gastrointestinal.

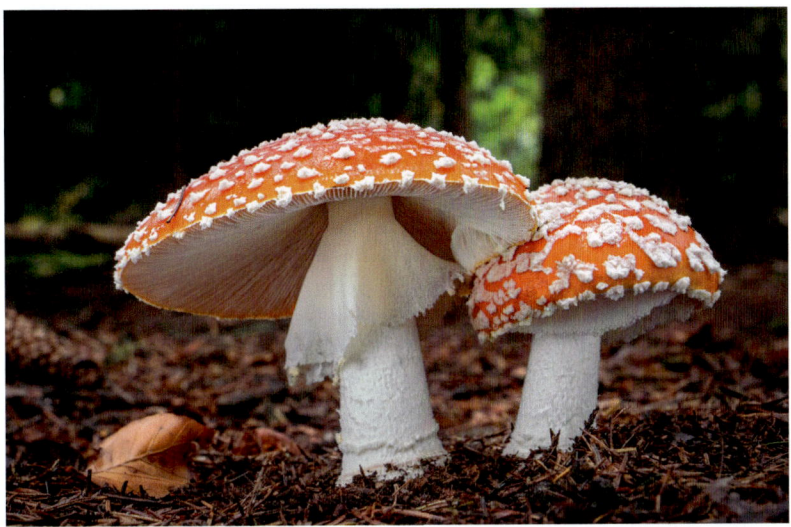

Figura 2.11. Debemos conocer qué tipo de setas vamos a ingerir para evitar intoxicaciones.

▶ ACTIVIDAD PROPUESTA 2.1

Con la ayuda de internet, investiga cuáles son los síntomas principales de las siguientes enfermedades:

- Salmonelosis.
- Listeriosis.
- Triquinosis.
- Botulismo.
- Anisakiasis.

Añade a esa información qué alimentos son sensibles a los microorganismos que provocan estas enfermedades, las características que tienen y qué medidas de prevención se deberían tomar para evitar la contaminación de los alimentos por esos microorganismos.

2.2.3. Diferenciación entre intoxicación, alergia e intolerancia alimentaria

Como ya sabemos, la alimentación es una parte fundamental de nuestra vida cotidiana, no solo porque nos proporciona los nutrientes necesarios para nuestro bienestar físico y mental, sino también porque es una fuente de placer y conexión social. Sin embargo, existen diversas condiciones relacionadas con el consumo de alimentos que pueden afectar negativamente a nuestra salud. Entre las más comunes se encuentran la intoxicación alimentaria, la alergia alimentaria y la intolerancia alimentaria. Aunque a menudo se confunden, ya que sus síntomas son muy parecidos: dolor abdominal, vómitos, diarreas o incluso fiebre, debemos saber diferenciar qué tipo de reacción es la que estamos sufriendo en cada momento, puesto que algunas de ellas son peligrosas y pueden causar serios problemas e incluso la muerte. Por tanto, en este punto vamos a definir cuáles son sus causas, síntomas y tratamientos para saber diferenciarlas.

Además, al final de este punto y de manera específica, hablaremos de la diferencia entre la alergia a la proteína de la leche y la intolerancia a la lactosa, dos afecciones que también suelen confundirse.

Por último, hablaremos de la enfermedad celíaca, o celiaquía, ya que es una de las intolerancias alimentarias más conocidas actualmente y que no debemos confundir con la intolerancia al gluten.

Como hemos comentado en el apartado anterior, la **intoxicación alimentaria** es una enfermedad derivada de la ingestión de alimentos o bebidas contaminados con microorganismos patógenos, toxinas producidas por estos microorganismos, o sustancias químicas nocivas. Los agentes causantes más comunes de la intoxicación alimentaria son bacterias, virus y parásitos.

Estas intoxicaciones serán más o menos graves dependiendo de la cantidad de alimento ingerido, de nuestro estado de salud y del tipo de microorganismo que hayamos ingerido, ya que hay microorganismos que solo nos provocarán los síntomas de los que hemos hablado anteriormente, pero hay otros que incluso nos podrían llevar a la muerte, como es el caso de la *Listeria monocytogenes* o el *Clostridium botulinum*.

Un ejemplo típico de intoxicación alimentaria bacteriana es la salmonelosis, causada por la bacteria *Salmonella*. Esta bacteria se encuentra a menudo en huevos crudos, carne de aves poco cocida y productos lácteos no pasteurizados. Los síntomas incluyen diarrea, fiebre y dolor abdominal, que generalmente aparecen entre seis horas y seis días después de la ingestión del alimento contaminado.

Otro ejemplo es la intoxicación por *Escherichia coli*, que puede ocurrir al consumir carne molida cruda o mal cocida, leche no pasteurizada y vegetales contaminados. Los síntomas incluyen calambres abdominales severos, diarrea (a menudo con sangre) y vómitos.

En cuanto a la intoxicación viral, el *Norovirus* es la causa más frecuente. Este virus se puede transmitir a través de alimentos manipulados por una persona infectada o a través del agua contaminada. Los síntomas incluyen náuseas, vómitos, diarrea y dolor abdominal, que suelen aparecer entre 12 y 48 horas después de la exposición. Podemos prevenir estas intoxicaciones alimentarias poniendo en marcha prácticas adecuadas de manipulación y cocción de alimentos, como el lavado de manos y los utensilios de cocina, el cocinado de las carnes a la temperatura adecuada y evitando el consumo de productos lácteos no pasteurizados.

La **alergia alimentaria** es una reacción adversa del sistema inmunológico a ciertas proteínas presentes en los alimentos. En una alergia alimentaria, el sistema inmunológico identifica erróneamente una proteína alimentaria inofensiva como una amenaza y desencadena una respuesta inmunitaria, liberando histaminas y otras sustancias químicas que causan los síntomas de la alergia.

Un ejemplo común de alergia alimentaria es la alergia al cacahuete y a los frutos secos. Los síntomas pueden variar desde leves a severos e incluyen síntomas tales como picor, moqueo, tos o trastornos respiratorios y, en casos extremos, anafilaxis, que es una reacción potencialmente mortal que requiere atención médica inmediata.

Otro ejemplo es la alergia a los mariscos, es decir, crustáceos, como camarones, langostas y cangrejos, y moluscos, como almejas, mejillones y ostras. Los síntomas son similares a los de otras alergias alimentarias e incluyen erupciones cutáneas, hinchazón, dificultad para respirar y, en casos graves, anafilaxis.

La prevención de una reacción alérgica implica evitar completamente el alimento desencadenante. Las personas con alergias alimentarias deben leer cuidadosamente las etiquetas de los alimentos y ser conscientes de la contaminación cruzada en la preparación de los alimentos. El tratamiento de una reacción alérgica puede incluir antihistamínicos para los síntomas leves y el uso de un autoinyector de epinefrina para reacciones severas, seguido de atención médica de emergencia.

La **intolerancia alimentaria** es una dificultad para digerir ciertos alimentos o alguno de sus componente (aditivos, por ejemplo) debido a la falta de ciertas enzimas o a una sensibilidad a ciertos compuestos en los alimentos, por tanto, afecta al metabolismo de manera que la digestión del alimento no es completa o es inadecuada. A diferencia de las alergias alimentarias, las intolerancias no involucran al sistema inmunológico y generalmente no son potencialmente mortales.

La intolerancia a la lactosa es un ejemplo común de intolerancia alimentaria. Esta condición ocurre cuando el cuerpo no produce suficiente lactasa, la enzima necesaria para digerir la lactosa, que es el azúcar presente en la leche y otros productos lácteos. Los síntomas incluyen hinchazón, dolor abdominal, gases y diarrea, que suelen aparecer entre 30 minutos y 2 horas después de consumir productos lácteos.

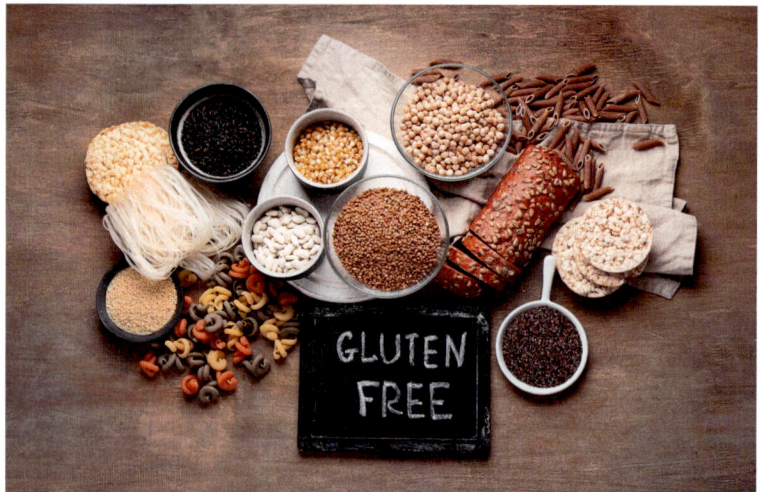

Figura 2.12. Productos sin gluten.

Otra intolerancia alimentaria común es la intolerancia al gluten, que no debe confundirse con la enfermedad celíaca (una afección autoinmune). Las personas con intolerancia al gluten pueden experimentar síntomas como hinchazón, dolor abdominal, diarrea y fatiga después de consumir alimentos que contienen gluten, como el trigo, la cebada o el centeno.

La prevención de los síntomas de intolerancia alimentaria implica evitar o limitar el consumo del alimento problemático. En el caso de la intolerancia a la lactosa, esto puede incluir consumir productos lácteos sin lactosa o tomar suplementos de lactasa. Para la intolerancia al gluten, seguir una dieta sin gluten es la mejor estrategia para evitar síntomas, ya que, si se sigue consumiendo, a la larga, puede derivar en enfermedades tales como malnutrición, infertilidad o abortos espontáneos, cáncer o trastornos del sistema nervioso.

Diferencia entre la alergia a la proteína de la leche y la intolerancia a la lactosa

La alergia a la proteína de la leche es una reacción inmunológica a una o más proteínas presentes en la leche de vaca, como la caseína y el suero. Esta alergia es más común en niños pequeños, aunque algunos pueden superar la alergia con el tiempo. Los síntomas pueden incluir urticaria, hinchazón, vómitos, diarrea, cólicos abdominales y, en casos graves, anafilaxis.

Por otro lado, la intolerancia a la lactosa es una dificultad para digerir la lactosa debido a la falta de lactasa en el organismo. Esta condición es más común en adultos y no implica una respuesta inmunológica. Los síntomas son principalmente gastrointestinales, como hinchazón, gases, dolor abdominal y diarrea, y no son potencialmente mortales.

La principal diferencia entre estas dos condiciones está en la causa y en la respuesta del cuerpo a cada una de ellas. La alergia a la proteína de la leche es una respuesta del sistema inmunológico a las proteínas de la leche, mientras que la intolerancia a la lactosa es una incapacidad para digerir el azúcar de la leche debido a la falta de la enzima lactasa. Además, los síntomas de la alergia a la proteína de la leche pueden ser potencialmente graves y sistémicos, afectando a múltiples sistemas del cuerpo, mientras que los síntomas de la intolerancia a la lactosa son principalmente digestivos y no ponen en peligro la vida.

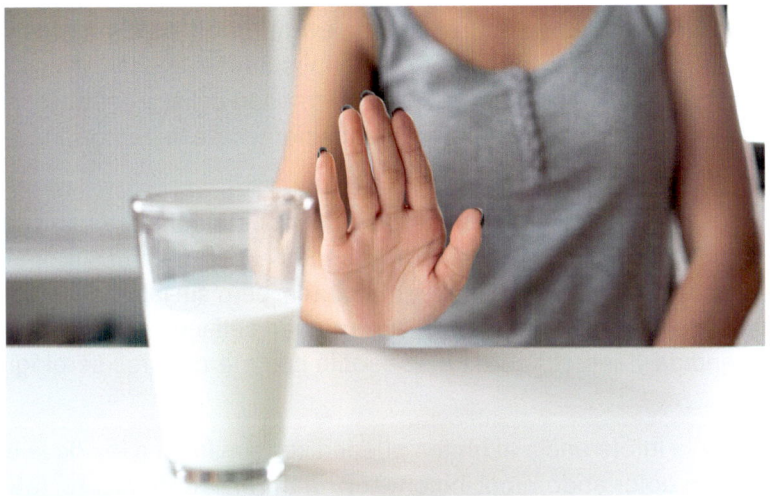

Figura 2.13. Es importante saber diferenciar entre la intolerancia a la lactosa y la alergia a la proteína de la leche.

Diferencias entre la enfermedad celíaca y la intolerancia al gluten

La enfermedad celíaca y la intolerancia al gluten son dos afecciones que a menudo se confunden debido a que ambas están relacionadas con el consumo de gluten. Sin embargo, se trata de condiciones distintas con causas, síntomas y tratamientos diferentes.

La **enfermedad celíaca** es una enfermedad autoinmune crónica en la que la ingestión de gluten que, como ya sabemos, es una proteína presente en el trigo, la cebada y el centeno, entre otros cereales, desencadena una respuesta inmune que daña el revestimiento del intestino delgado. Este daño impide la absorción adecuada de nutrientes, lo que puede llevar a diversas complicaciones de salud.

Los síntomas de esta enfermedad varían dependiendo de cada individuo que la padece y pueden afectar a diferentes sistemas del cuerpo. Los síntomas gastrointestinales comunes incluyen diarrea crónica, dolor abdominal, hinchazón y pérdida de peso. Sin embargo, algunas personas pueden experimentar síntomas extraintestinales como anemia, fatiga, dolores de cabeza, erupciones cutáneas (dermatitis herpetiforme), pérdida de densidad ósea (osteopenia u osteoporosis) y problemas neurológicos, como neuropatía o trastornos del equilibrio. En los niños, la enfermedad celíaca puede causar retraso en el crecimiento y desarrollo, irritabilidad, y pubertad tardía.

Para diagnosticar la enfermedad celíaca se suele recurrir a un análisis de sangre para detectar anticuerpos específicos (como los anticuerpos antitransglutaminasa) y una biopsia del intestino delgado para observar el daño en las vellosidades intestinales.

El único tratamiento conocido y eficaz para la enfermedad celíaca es seguir una dieta estricta y de por vida sin gluten. Esto significa evitar todos los alimentos y productos que contengan trigo, cebada, centeno y, en algunos casos, avena (debido a la posible contaminación cruzada). Las personas con enfermedad celíaca deben leer cuidadosamente las etiquetas de los alimentos y ser conscientes de la contaminación cruzada en la cocina y al comer fuera de casa.

Por otro lado, la intolerancia al gluten, también conocida como sensibilidad al gluten no celíaca, es una condición en la que las personas experimentan síntomas similares a los de la enfermedad celíaca tras consumir gluten, pero sin la respuesta autoinmune ni el daño intestinal característicos de la enfermedad celíaca. La intolerancia al gluten es menos entendida y actualmente no se asocia con marcadores serológicos o daño intestinal.

Los síntomas de la intolerancia al gluten pueden ser similares a los de la enfermedad celíaca e incluyen dolor abdominal, hinchazón, diarrea, estreñimiento, fatiga, dolores de cabeza y dolores musculares o articulares. Sin embargo, estos síntomas tienden a ser menos severos y no causan daño a largo plazo al intestino.

El diagnóstico de la intolerancia al gluten es principalmente un proceso de exclusión, ya que no existen pruebas específicas para esta condición, es decir, se debe descartar la enfermedad celíaca y la alergia al trigo mediante pruebas médicas y, una vez descartadas estas condiciones, se puede considerar la intolerancia al gluten si los síntomas mejoran con una dieta sin gluten.

El tratamiento para la intolerancia al gluten implica seguir una dieta sin gluten, aunque puede ser menos estricta que la necesaria para la enfermedad celíaca. Las personas con intolerancia al gluten pueden tener mayor flexibilidad en su dieta, pero aún deben evitar los alimentos que desencadenan sus síntomas.

La principal diferencia entre la enfermedad celíaca y la intolerancia al gluten radica en la respuesta del cuerpo al gluten. La enfermedad celíaca es una enfermedad autoinmune que causa daño al intestino delgado y puede tener consecuencias graves para la salud a largo plazo si no se trata adecuadamente con una dieta sin gluten. La intolerancia al gluten, sin embargo, no involucra una respuesta autoinmune ni causa daño intestinal, aunque los síntomas pueden ser molestos y afectar la calidad de vida.

Otra diferencia clave es el diagnóstico: la enfermedad celíaca se puede diagnosticar mediante pruebas específicas de anticuerpos y biopsia intestinal, mientras que la intolerancia al gluten se diagnostica por exclusión después de descartar otras condiciones.

2.3. Aplicación de las buenas prácticas en la manipulación de alimentos

2.3.1. Conocimientos sobre la manipulación de alimentos

La manipulación de alimentos es una actividad crucial que implica una serie de prácticas destinadas a garantizar la seguridad y la calidad de los productos alimenticios. La correcta manipulación de alimentos no solo previene enfermedades transmitidas por alimentos, sino que también garantiza que los productos mantengan sus propiedades nutricionales y organolépticas.

La manipulación de alimentos es una responsabilidad que requiere atención meticulosa a la higiene y a las prácticas de seguridad alimentaria. Desde la higiene personal hasta el almacenamiento y elaboración del producto adecuados, cada paso en la manipulación de alimentos es crucial para prevenir enfermedades y garantizar que los productos lleguen al consumidor en las mejores condiciones posibles. La formación continua y el cumplimiento estricto de las normativas de seguridad alimentaria son esenciales para lograr estos objetivos y proteger la salud pública. Por tanto, la medida preventiva básica para que no exista contaminación del alimento durante la elaboración de los productos es la **formación** de todas las personas implicadas en la elaboración del alimento o producto alimentario.

Para ello, cada empresa elaborará un plan de formación de trabajadores dentro de su manual APPCC, en el que se describirá una serie de requisitos y contenidos que la empresa alimentaria debe poner en marcha para garantizar la formación de sus trabajadores. Todo esto quedará reflejado en el documento APPCC del que hablaremos en la siguiente unidad.

2.3.2. Higiene personal asociada a la manipulación de alimentos

Que todas las personas implicadas en la elaboración del producto alimentario mantengan una correcta higiene personal no es solamente una cuestión de estética, va mucho más allá, ya que nuestro cuerpo y nuestra ropa de trabajo pueden ser portadores de tal cantidad de suciedad que sea perjudicial para la salud.

Esta suciedad puede venir de productos químicos que hayamos manipulado como detergentes, pinturas o desinfectantes (contaminación química), o bien puede proceder de materia orgánica, bien de manchas, o bien de microorganismos patógenos procedentes de estornudos, toses e incluso de restos fecales. Y no solo eso, al igual que hemos de mantener una buena higiene en nuestro cuerpo, debemos hacerlo igual en nuestro puesto de trabajo, con las herramientas y con los productos que manipulamos.

Para evitar el acúmulo de suciedad y de sus posibles consecuencias, además de contar con una higiene corporal y una vestimenta adecuadas, en el capítulo VIII del Reglamento (CE) 852/2004, relativo a la higiene de los productos alimenticios, vienen establecidos los requisitos de higiene del personal manipulador de alimentos, que son los siguientes:

1. «Todas las personas que trabajen en una zona de manipulación de productos alimenticios deberán mantener un elevado grado de limpieza y deberán llevar una vestimenta adecuada, limpia y, en su caso, protectora.

2. Las personas que padezcan o sean portadoras de una enfermedad que pueda transmitirse a través de los productos alimenticios, o estén aquejadas, por ejemplo, de heridas infectadas, infecciones cutáneas, llagas o diarrea, no deberán estar autorizadas a manipular los productos alimenticios ni entrar bajo ningún concepto en la zona de manipulación cuando exista riesgo de contaminación directa o indirecta. Toda persona que se halle en tales circunstancias, que esté empleada en una empresa del sector alimentario y que pueda estar en contacto con productos alimenticios deberá poner de manera inmediata en conocimiento del operador de empresa la enfermedad que padece o los síntomas que presenta y, si es posible, también sus causas».

Los manipuladores de alimentos deben seguir una serie de reglas básicas de higiene, que les ayudan a tener una absoluta limpieza y unos buenos hábitos personales para evitar la transmisión de enfermedades alimentarias.

Manos

El lavado de manos es obligatorio y debe hacerse de manera continua, sobre todo:

- Al comenzar la jornada laboral y cada vez que se interrumpa el trabajo.
- Después de tocar alimentos crudos.
- Antes de manipular alimentos cocinados.
- Después de ir al servicio.
- Después de manipular basuras o desechos de alimentos.

Este lavado se hará con agua caliente y jabón antibacteriano, después se secará con papel secante.

Las uñas se mantendrán cortas y limpias. No se podrán usar esmalte ni uñas postizas.

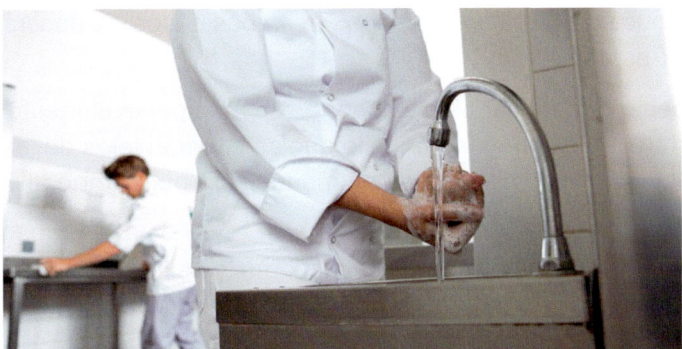

Figura 2.14. El lavado de manos en la industria alimentaria debe ser obligatorio y constante.

El uso de guantes no es obligatorio. En el caso de usarlos, estos mantendrán las condiciones de higiene adecuadas lo que no excluye al manipulador del lavado de manos las veces que sean necesarias. La AESAN (Agencia Española de Seguridad Alimentaria y Nutrición) hace las siguientes recomendaciones:

1. «Usar guantes solo cuando las características del trabajo o del trabajador así lo requieran. Lo más adecuado es no usar guantes en la manipulación de alimentos y lavar las manos tantas veces como sea necesario.

2. En cualquier caso, los guantes deben tener colores que no puedan confundirse con ningún alimento y permitan distinguir cualquier fragmento que se haya desprendido durante su manipulación.

3. Antes de usar un guante hay que proceder al lavado y secado de manos, también deben retirarse anillos, relojes, etc., que pueden romperlo y que fijan a la piel partículas que se desprenden del guante.

4. Deben cambiarse los guantes para prácticas distintas.

5. Después del uso de guantes no desechables se limpiarán éstos por las dos caras y se dejarán secar al revés».

Además, advierten la adecuación de seguir la siguiente recomendación: «El guante látex no es adecuado para la práctica alimentaria por el riesgo de originar reacciones alérgicas a los consumidores».

Nariz, boca y garganta

Cuando nos tocamos la cara, nos sonamos la nariz o tosemos, expulsamos microorganismos que pueden contaminar el alimento, por lo que se recomienda:

■ No toser ni estornudar sobre los alimentos, se recomienda cubrirse la boca y la nariz con un pañuelo desechable al toser o estornudar y desechar el pañuelo inmediatamente en un contenedor adecuado. En caso de no tener pañuelo, se aconseja toser o estornudar en el pliegue el codo. En ambos casos, se deberán lavar las manos posteriormente.

- No comer, beber o masticar chicle mientras se manipulan alimentos. Se utilizarán siempre las áreas designadas para ello que se situarán lejos de las zonas de producción de los alimentos. El lavado de manos será obligatorio al volver a la zona de producción.

- No fumar ni vapear en la sala donde se preparan los alimentos. Siempre se hará en la calle o en las zonas permitidas, y será obligatorio el lavado de manos a la vuelta.

- No hablar directamente encima de los alimentos si no se dispone de mascarilla.

- No está permitido el uso de maquillaje en general.

- Las cremas o perfumes con olores fuertes tampoco están permitidos por el riesgo de contaminación al alimento.

Por otro lado, debemos destacar que el uso de mascarilla, sin ser obligatorio, sí es recomendable.

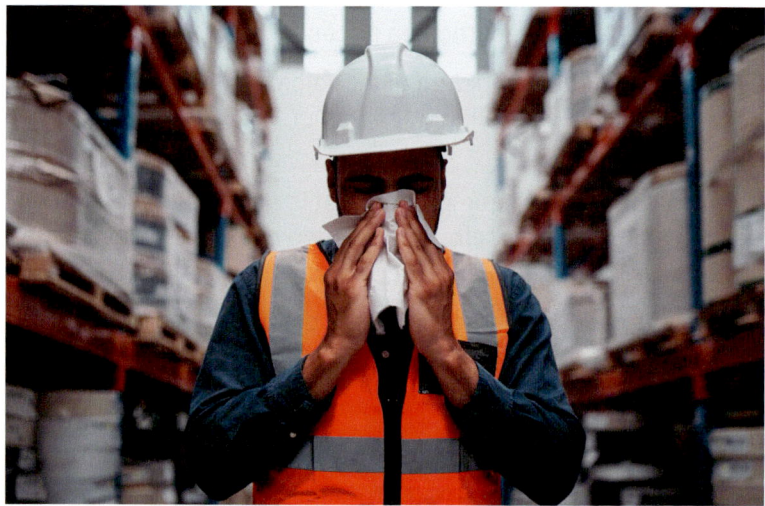

Figura 2.15. Es obligatorio taparse la nariz con un pañuelo al estornudar.

Pelo

El pelo es uno de los mayores focos de contaminación cuando se trabaja con alimentos, ya que puede transportar bacterias y otros patógenos por lo que, de manera obligatoria, deberá llevarse limpio y recogido, además de tapado con un gorro o cubrecabezas que cubra la totalidad del cabello. De esta manera, evitamos tocarnos el pelo y que este caiga sobre los alimentos y las superficies de trabajo.

Esta norma se aplica tanto a mujeres como a hombres. En el caso de los hombres que tengan barba, esta deberá ir también cubierta.

Los gorros o cubrecabezas deben estar hechos de materiales resistentes, fáciles de limpiar y desinfectar o ser desechables; además, deberán ajustarse bien a la cabeza.

Todas estas normas deberán estar por escrito en la empresa y deberán ser comunicadas a los empleados en sus formaciones. Además, será la empresa quien proporcione a los empleados los gorros o cubrecabezas necesarios para llevar a cabo su trabajo, y serán los empleados quienes cuidarán de todo el material y lo mantendrán limpio y en buen estado, reemplazándolo, si fuese necesario, de manera regular.

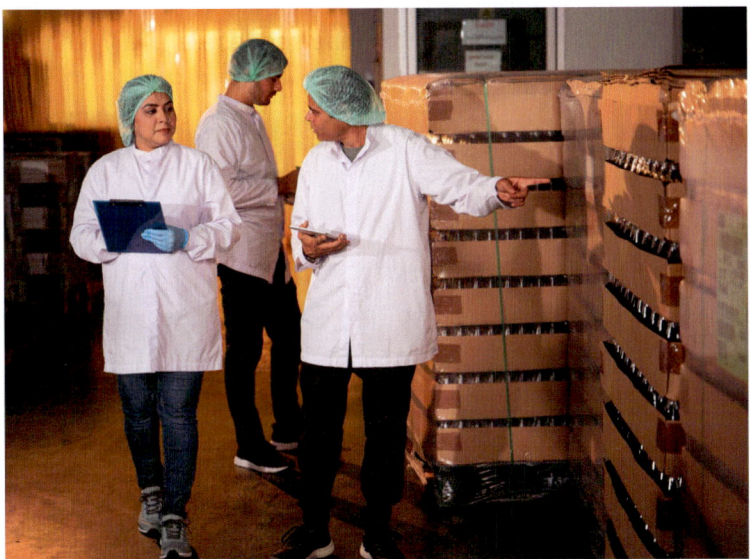

Figura 2.16. El uso de gorros o cubrecabezas es obligatorio en la industria alimentaria.

Ropa de trabajo

La ropa de trabajo en la industria alimentaria desempeña un papel crucial en la prevención de la contaminación y en el mantenimiento de altos estándares de higiene y seguridad alimentaria. En cuanto a la ropa de trabajo, esta deberá tener una serie de características:

- La ropa será cómoda, de color claro, se mantendrá limpia y será de uso exclusivo en el puesto de trabajo. Esta cubrirá la mayor parte del cuerpo incluido el cuello. El calzado será de uso exclusivo.

- Se contará con ropa de protección básica como batas o uniformes, pantalones y camisas. Y ropa de protección adicional como delantales, cubrezapatos o guantes y gorros de los que ya hemos hablado, entre otros.

- La ropa de trabajo se utilizará de manera exclusiva dentro de las áreas de producción y nunca fuera de estas zonas. La ropa de calle quedará en el vestuario y colocada en la taquilla correspondiente (taquillas dobles con casilleros separados para la ropa de calle y el uniforme de trabajo). Nunca se utilizará para trabajar, incluido el calzado. Por tanto, cada vez que se abandone la zona de producción el empleado deberá ir a los vestuarios y cambiar su uniforme de trabajo por ropa de calle.

- Cuando se alternan labores de manipulación de alimentos con otras como limpieza o manejo de basuras, se deberá utilizar una ropa diferente, la cual puede ser, por ejemplo, una bata desechable.

La ropa de trabajo debe ser reemplazada regularmente, según el desgaste y las necesidades específicas del entorno de trabajo. Cualquier prenda que esté desgastada, rota o no se pueda limpiar adecuadamente debe ser descartada y reemplazada.

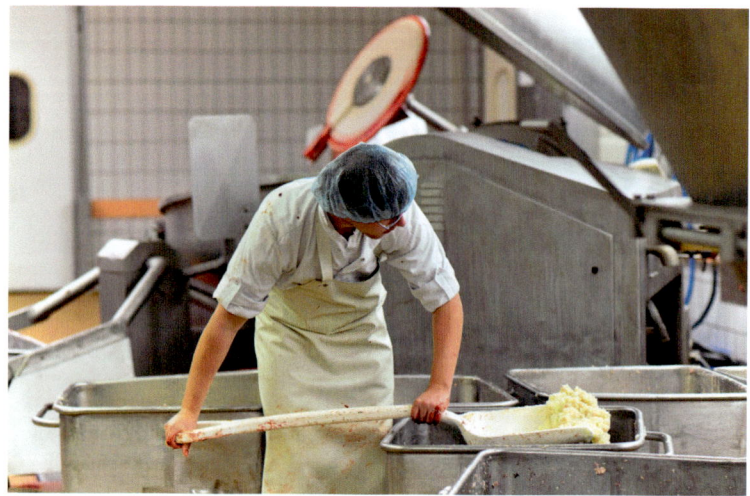

Figura 2.17. Persona trabajando en industria alimentaria con la vestimenta adecuada.

Por otro lado, el uso de joyas y relojes en la industria alimentaria puede representar un riesgo significativo de contaminación, tanto física como microbiológica, para los productos alimenticios. Las partículas y microorganismos pueden alojarse en estos objetos y transferirse a los alimentos durante su manipulación. Por lo tanto, es crucial seguir pautas estrictas para gestionar su uso y asegurar la inocuidad alimentaria.

Así, en la mayoría de las instalaciones dentro de la industria alimentaria, no está permitido usar objetos personales tales como relojes, pulseras, collares, anillos, pendientes, etc. En algunas instalaciones, las alianzas lisas y sin piedras pueden estar permitidas, aunque se recomienda evitar cualquier tipo de excepción para minimizar riesgos.

En cuanto a los dispositivos médicos tipo bombas de insulina o pulseras de alerta médica, se deben tomar precauciones adicionales y seguir las políticas de la empresa.

© Ediciones Paraninfo

2.3.3. Métodos de conservación, almacenamiento y etiquetado de alimentos

En el punto anterior, hemos hablado de los factores que pueden afectar al alimento y hacer que crezcan microorganismos en él, ahora que los conocemos, podemos «jugar» con ellos para evitar que esto ocurra y así prolongar la vida útil del producto.

Existen diferentes métodos de conservación que nos ayudan a ello.

- Conservación por frío.
  - Refrigeración.
  - Congelación.
- Conservación por calor.
  - Pasterización.
  - Esterilización.
  - Uperización (UHT).
- Conservación por eliminación de agua.
- Conservación por adición de sustancias que causan diferentes efectos.
- Otros métodos.

Conservación por frío

Refrigeración: consiste en mantener los alimentos a temperaturas bajas pero mayores que las de congelación en cámaras frigoríficas. El rango de temperatura ideal para la refrigeración es de 1-4 °C.

Como ya hemos comentado anteriormente, en refrigeración los microorganismos no mueren, pero ralentizan su crecimiento. El color y el sabor de los alimentos en refrigeración no varía.

Congelación: la temperatura ideal de congelación está entre -18 y -20 °C (temperaturas menores de -20 °C serían de ultracongelación). A esta temperatura, se inhibe el crecimiento microbiano. Los microorganismos no mueren, por lo que una vez descongelado el alimento pueden proliferar y contaminarlo.

Debemos extremar las precauciones a la hora de descongelar, por lo que nunca lo haremos a temperatura ambiente y tampoco volveremos a congelar un producto ya descongelado. Las características organolépticas del alimento varían y la calidad del alimento puede disminuir si la congelación no se hace de la manera adecuada.

Conservación por calor

El calor destruye la mayoría de los microorganismos por lo que, aplicando calor a los alimentos, estos pueden ser más seguros y duraderos. El inconveniente de estos tratamientos es que, en ocasiones, existe una pérdida de nutrientes y cambios de color y sabor en el alimento.

- Pasteurización: se utilizan temperaturas suaves de menos de 100 °C durante un tiempo dado para después enfriar el alimento rápidamente y mantenerlo en refrigeración (productos lácteos).

- Esterilización: en este caso las temperaturas son de alrededor de los 121 °C durante unos 15-30 minutos para posteriormente enfriar rápidamente, lo que nos asegura la destrucción de todos los microorganismos presentes. No es necesario mantener en refrigeración (latas de conserva).

- Uperización (UHT): temperaturas de hasta 150 °C y tiempo corto (2-5 segundos) seguido de un enfriamiento rápido. En este caso la pérdida de nutrientes es mucho menor (leche).

Conservación por eliminación de agua

Como ya hemos dicho, el agua es el medio ideal para el crecimiento de los microrganismos, por tanto, si eliminamos parte del agua del alimento, estaremos reduciendo la posibilidad de crecimiento de estos.

Algunos tratamientos aplicados a los alimentos para la eliminación del agua son:

- Evaporación: consiste en convertir el agua líquida en vapor mediante un tratamiento térmico. Se suele utilizar para la elaboración de concentrados lácteos como la leche condensada.

- Secado: en el secado se disminuye el contenido de agua de determinados alimentos. Existen dos formas de secado:
  - Desecación: extracción del agua contenida en el alimento mediante condiciones ambientales naturales. Un ejemplo sería el secado de jamones.
  - Deshidratación: se trata del mismo proceso, pero recurriendo a la acción del calor artificial como en el caso de la deshidratación de uvas (pasas), albaricoques (orejones), carnes o pescados tras una salazón, etcétera.

- Liofilización: consiste en eliminar el agua de un alimento congelado aplicando vacío y llevándolo a -30 °C. Se utiliza para alimentos fácilmente rehidratables como las sopas instantáneas o el café instantáneo. Hay poca pérdida nutritiva y organoléptica.

- Ahumado: el alimento se pone en contacto con el humo producido por la combustión de maderas dulces como las del pino o el roble. De esta forma conseguimos reducir la cantidad de agua del alimento (deshidratación) y reducir el valor del pH del mismo (acidificación) por lo que nuestro alimento dura más tiempo.

Conservación por adición de sustancias que causan diferentes efectos

- Salazón: utiliza el efecto deshidratante de la sal para conservar el alimento. Un ejemplo sería la elaboración de anchoas. En los quesos se utiliza la salmuera que es una disolución de agua con mucha sal.

- Adición de azúcar: el azúcar también tiene efecto deshidratante por lo que se utiliza en conservación de alimentos como las mermeladas que después se esterilizan para que el producto se conserve durante más tiempo.

- Escabeche: consiste en introducir el alimento en un preparado cocinado a base de vinagre, aceite, sal y especias conocido como escabeche. Ejemplos de este método serían los mejillones o los boquerones en vinagre. Los escabeches de fabricación industrial esterilizados en latas pueden conservarse durante años.

- Encurtido: se basa en la inmersión del alimento en vinagre. Se emplea para pepinillos, alcaparras, berenjenas, tomates, pimientos, coliflor, etcétera.

- Adición de aditivos químicos: los aditivos alimentarios se diferencian de otros componentes de los alimentos en que se añaden voluntariamente, no pretenden enriquecer el alimento en nutrientes y solamente se utilizan para mejorar alguno de los aspectos del alimento, como son el tiempo de conservación, el sabor, el color, la textura, etcétera.

  Para facilitar el uso, el etiquetado y el reconocimiento internacional de cada aditivo, además de su nombre, cada uno tiene asignada una nomenclatura válida para toda la Unión Europea que consiste en un número precedido de la letra E, seguido de tres cifras; la primera hace referencia al tipo de aditivo:

  — Colorantes (E1--).

  — Conservantes (E2--).

  — Antioxidantes (E3--).

  — Estabilizantes (E4--).

  — Correctores acidez (E5--).

  — Potenciadores de sabor (E6--).

Otros métodos

- Fermentación: este proceso se aprovecha de los propios microorganismos presentes en la materia prima. Permite la conservación de alimentos, mejora la calidad nutricional y aumenta las cualidades organolépticas de los alimentos. Ejemplos de fermentación son los productos lácteos como el yogur y el queso, productos cárnicos como los embutidos, bollería y pastelería; verduras fermentadas como el chucrut o las aceitunas, y las bebidas alcohólicas como el vino o la cerveza.

- Tratamientos por radiaciones ionizantes: consiste en exponer al alimento a la acción de radiaciones ionizantes durante un cierto periodo de tiempo. Este tratamiento inhibe el crecimiento microbiano sin afectar a la calidad nutricional del mismo. La Unión Europea autoriza la radiación de especias y hierbas, aunque hay varios países como Francia, Bélgica y Holanda que han ampliado este método a otros productos.

- Tratamientos con gases:

  — Atmósferas modificadas: en las atmósferas modificadas, se sustituye el aire que rodea el producto por otra atmósfera cuya composición tiene una baja concentración de O_2 y alta concentración de CO_2. Así, prolongamos su vida útil evitando su oxidación y mejoramos su presentación.

  — Envasado al vacío: es un sistema que consiste en eliminar el aire que rodea al alimento y, por tanto, el oxígeno, prolongando así su fecha de caducidad, ya que evitamos el crecimiento de microorganismos.

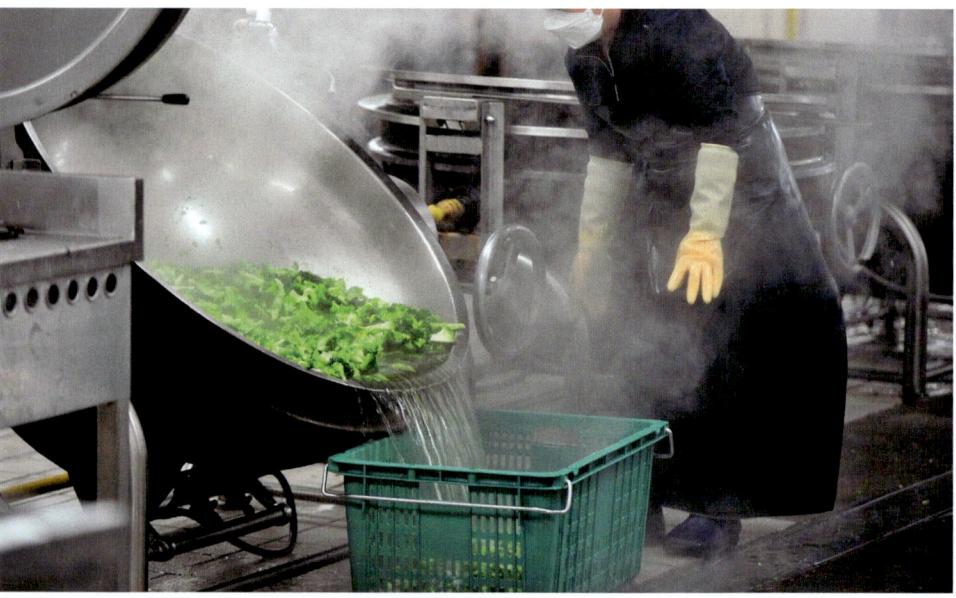

Figura 2.18. Los tratamientos con calor ayudan a la conservación de los alimentos.

El **almacenamiento** de los productos alimentarios es la fase comprendida entre la recepción de la materia prima hasta su manipulación. Además, durante la manipulación podemos almacenar producto semielaborado o producto final hasta su distribución.

Para ello, contamos con diferentes tipos de almacenes como son los almacenes a temperatura ambiente, los almacenes o cámaras de refrigeración, y los almacenes o cámaras de congelación.

En general, para el almacenamiento de materias primas, productos intermedios y producto final, deberemos seguir una serie de pautas:

- Todos los almacenes estarán limpios y ordenados, además contarán con estanterías y una buena ventilación. Además, se hará un especial control frente a la presencia de plagas.

- No se colocará mercancía en el suelo, siempre sobre palé o cajas.

- Materias primas, producto intermedio, producto final y envases estarán protegidos para evitar su contaminación y la posible aparición de plagas.

- Todos los productos deberán estar correctamente identificados y etiquetados comprobando sus fechas de consumo preferente y, una vez empezado, anotando la fecha en la se que ha hecho.

- Los productos estarán colocados de forma que se permita su localización. Además, se aplicará un sistema de rotación de *stock* para evitar que se almacene producto caducado y que facilita que se utilice en primer lugar el producto que primero entró en el almacén y que esté abierto. Es el llamado sistema FIFO (*First In First Out*), lo primero que entra es lo primero que sale.

- Si solo existe una cámara, se destinarán zonas separadas para cada producto: los ya elaborados en los estantes superiores; más abajo, los alimentos sin cocinar, y en la zona inferior, los alimentos más contaminantes, las verduras.

- En los almacenes a temperatura ambiente se almacenarán productos más resistentes al deterioro como pueden ser la sal, el azúcar, los aditivos, etc., además de productos no alimentarios como envases y embalajes. Deberá existir una separación entre la zona destinada al almacenamiento de los productos alimenticios de aquellos que no lo son.

- En las cámaras de refrigeración y congelación se almacenarán materias primas y producto final antes de ser distribuido. El producto intermedio se guardará solo en las cámaras de refrigeración.

- Este tipo de cámaras requiere un control de sus condiciones de temperatura; esto se hará siempre a primera hora de la jornada o cuando las cámaras lleven un rato cerradas, ya que si hacemos este control después de, por ejemplo, haber cargado la cámara, los datos no serían fiables.

- Existen productos que son muy receptivos a la captación de olores y sabores, por lo que no deben ser almacenados junto a otros que les puedan conferir aromas y sabores extraños.

- Según el Real Decreto 1021/2022, de 13 de diciembre, por el que se regulan determinados requisitos en materia de higiene de la producción y comercialización de los productos alimenticios en establecimientos de comercio al por menor, en su capítulo II artículo 4: Requisitos de temperatura de los productos alimenticios:

Tabla 2.1. Requisitos de temperatura de los productos alimenticios

Alimento	Temperatura de refrigetración
1. Carne de ungulados domésticos y de caza mayor silvestre o de cría, excepto ratites	Igual o inferior a 7 °C
2. Despojos de ungulados domésticos, de caza de cría y silvestre, de vaes de corral y de lagomorfos	Igual o inferior a 3 °C
3. Carne de aves de corral, de lagomorfos, de caza menor silvestre y de ratites	Igual o inferior a 4 °C
4. Preparados de carne	Igual o inferior a 4 °C
5. Carne picada	Igual o inferior a 2 °C
6. Moluscos bivalvos vivos y productos de la pesca que se mantengan vivos	Temperatura que no afecte negativamente a su inocuidad y viabilidad
7. Productos de la pesca frescos, productos de la pesca no transformados congelados, crustáceos y moluscos cocidos y refrigerados	Temperatura próxima a la de fusión del hielo (0-4 °C)
8. Leche cruda	1-4 °C
9. Productos de pastelería rellenos (salvo que sean estables a temperatura ambiente)	Igual o inferior a 4 °C
10. Frutas cortada o peladas, vegetales cortados o pelados y zumos no pasteurizasdos listos para su consumo y elaborados en el comercio al por menor	Igual o inferior a 4 °C
11. Alimentos congelados o ultracongelados	Igual o inferior a -18 °C

El **etiquetado de alimentos** viene regido por el Reglamento (UE) 1169/2011 del Parlamento Europeo y del Consejo, de 25 de octubre de 2011, sobre la información alimentaria facilitada al consumidor.

Las etiquetas, en general, deberán ser más legibles, por lo que el tamaño mínimo de fuente será de 1,2 mm que podrá reducirse a 0,9 mm si el tamaño del envase es inferior a 80 cm^2.

Todos los alimentos deberán disponer de la siguiente información (salvo algunas excepciones que señalaremos en su momento). Para el caso de los productos no envasados, las empresas estarán obligadas a ofrecer al cliente toda la información del producto en cuestión.

- La denominación de venta: indica qué es exactamente lo que se ofrece. Debe incluir la denominación legal del alimento, y si esta no existe, se utiliza la denominación habitual o descriptiva, de forma que podamos saber en todo momento de qué se trata. En España, la denominación de venta se hará, como mínimo, en la lengua oficial del estado. En el caso de productos tradicionales que solo se elaboren y distribuyan dentro de una comunidad autónoma, si esta tiene lengua oficial propia estos están exentos de dicha obligación.

- La lista de ingredientes: la lista de ingredientes (de mayor a menor peso) incluye las sustancias o productos que se utilizan en la fabricación del alimento. Es obligatoria excepto en algunos productos, como, por ejemplo, los productos que proceden de un solo ingrediente: frutas, hortalizas y patatas sin manipular o bebidas que tengan más de 1,2 % en volumen de alcohol.

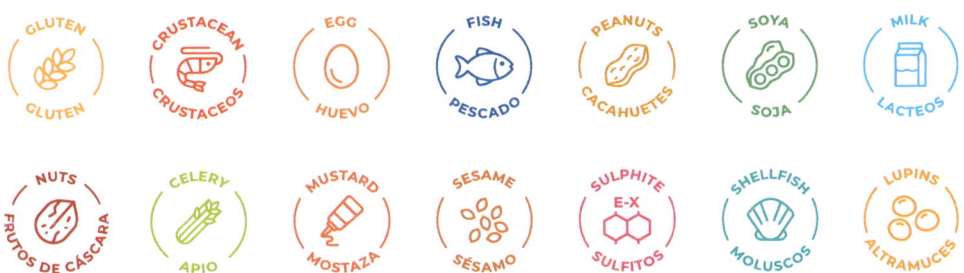

Figura 2.19. Alérgenos de obligada declaración.

- Alérgenos: en los alimentos envasados, la información sobre alérgenos deberá aparecer en la lista de ingredientes diferenciándolos claramente del resto de ingredientes. También se deberá indicar la posibilidad de contener trazas de alérgenos. Los alérgenos también se deberán indicar en alimentos no envasados vendidos al consumidor final. Son **catorce** los alérgenos de obligada declaración.

- La cantidad de los ingredientes: si el ingrediente aparece en la denominación del alimento o si mediante imágenes o palabras, etc., destaca en el envasado del producto, se deberá indicar la cantidad del mismo.

- Cantidad neta: la cantidad de producto se expresa en litros, centilitros, mililitros, kilogramos o gramos, según el tipo de producto que se trate.

- Fechas duración/caducidad y fecha de congelación: los productos muy perecederos llevarán la indicación «Fecha de caducidad».

En el resto de productos se indicará lo siguiente:

- «Consumir preferentemente antes del...» cuando la fecha indica el día.

- «Consumir preferentemente antes del fin del...» cuando se indica mes y año o solo año.

- Cuando la duración es inferior a tres meses, se podrán indicar el día y el mes.

- Cuando la duración sea superior a tres meses, pero sin superar los dieciocho, se deberá indicar con el mes y el año.

- En caso de superar los dieciocho meses, será suficiente con indicar el año.

Para la fecha de congelación, se debe indicar «Fecha de congelación...» seguido del día, mes y año.

■ Las condiciones especiales de conservación y utilización: se indicarán pautas cuando el alimento tenga unas condiciones especiales de conservación y/o de utilización.

■ Identificación de la empresa: se indica el nombre o la razón social y la dirección de la empresa alimentaria. Es el responsable de facilitar toda la información obligatoria del producto que comercializa.

■ El país de origen o lugar de procedencia: la carne fresca de vacuno, cerdo, ovino caprino y aves de corral, además de las frutas, las verduras, la miel y el aceite de oliva, deberán indicar de manera obligatoria el país de origen.

■ El modo de empleo: cuando sea necesario, se indicará el modo de empleo del producto cuando la omisión de esta información haga difícil su utilización.

■ El grado alcohólico: se indica el volumen de alcohol «% vol.» en las bebidas que tengan más de un 1,2 %.

■ La información nutricional: valor energético, grasas, grasas saturadas, hidratos de carbono, azúcares, proteínas y sal que deberán aparecer en el mismo campo visual. Los alimentos no envasados y las bebidas con un grado alcohólico volumétrico superior al 1,2 % estarán exentos de indicar su información nutricional.

Tabla 2.2. Información nutricional

	Por 100 g/100 ml
Valor energético	kJ/kcal
Grasas	g
de las cuales saturadas	g
Hidratos de carbono	g
de los cuales azúcares	g
Fibra	g
Proteínas	g
Sal	g

2.3.4. Diferenciación entre caducidad, consumo preferente y caducidad secundaria

Como hemos visto en el punto anterior, en el etiquetado de los alimentos y según el Reglamento (UE) 1169/2011 del Parlamento Europeo y del Consejo, de 25 de octubre de 2011, sobre la información alimentaria facilitada al consumidor, es obligatorio indicar la fecha de caducidad del alimento, o bien su fecha de consumo preferente. Esta normativa tiene como objetivo proporcionar a los consumidores información clara y precisa sobre la seguridad y calidad de los productos alimenticios que compran, permitiéndoles tomar decisiones informadas sobre su consumo. Pero ¿qué significa cada una de estas fechas y por qué son tan importantes?

La **fecha de caducidad** nos indica hasta qué momento podemos consumir un producto de manera segura. Esta fecha se aplica a productos muy perecederos con riesgo microbiológico significativo, como carnes y pescados crudos y frescos. Estos productos, debido a su naturaleza y composición, son susceptibles de desarrollar bacterias patógenas que pueden ser peligrosas para la salud humana. Una vez que se ha sobrepasado la fecha de caducidad, el producto no debería consumirse, ya que existe un riesgo elevado de que esté en mal estado y que sea peligroso para la salud debido a la posible presencia de bacterias como *Salmonella, Listeria* o *Escherichia coli*. La ingestión de estos microorganismos puede causar enfermedades graves, que van desde gastroenteritis hasta infecciones severas que pueden requerir hospitalización.

Aunque estos productos no se pueden consumir después de la fecha de caducidad, sí se pueden congelar antes de que esta fecha llegue para evitar su deterioro y prolongar su vida útil. Es muy importante que, una vez descongelados, se consuman en el plazo de 24 horas y siempre bien cocinados, ya que el proceso de descongelación puede reactivar el crecimiento de bacterias que estaban latentes en el producto congelado. La correcta manipulación y cocción de estos alimentos descongelados es crucial para garantizar que cualquier bacteria presente sea eliminada, reduciendo así el riesgo de intoxicación alimentaria.

En cuanto a la **fecha de consumo preferente**, esta se aplica a productos semi o no perecederos, que son más estables y duraderos en el tiempo. Ejemplos de estos alimentos serían pasta, arroz, conservas, aceite, chocolate o yogures, entre otros. Estos productos, aunque tienen una vida útil más larga, pueden perder sus propiedades organolépticas con el tiempo.

Una vez pasada la fecha de consumo preferente, el alimento puede haber perdido algunas de sus cualidades sensoriales, como el sabor, el aroma, la textura o el color. Por ejemplo, el aceite puede volverse rancio, el chocolate puede desarrollar una capa blanquecina (también conocida como floración del chocolate), y los yogures pueden tener una textura más líquida o grumosa. Sin embargo, es importante destacar que, aunque estos cambios pueden afectar la experiencia de consumo, no representan un peligro para la salud del consumidor. Los alimentos que han pasado su fecha de consumo preferente no deberían contener niveles peligrosos de microorganismos patógenos o toxinas, siempre y cuando hayan sido almacenados correctamente.

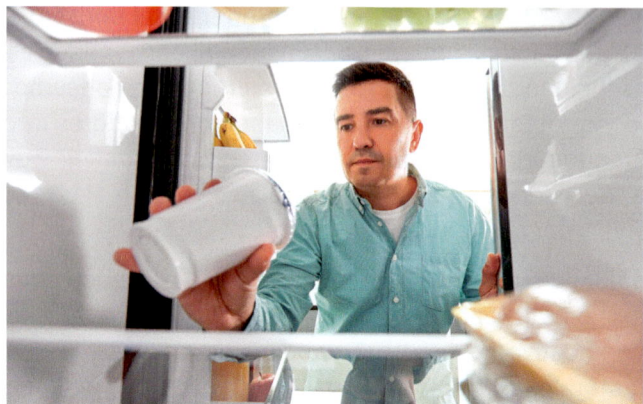

Figura 2.20. Debemos tener en cuenta la fecha de consumo preferente/caducidad/caducidad secundaria a la hora de ingerir los alimentos.

Además, es fundamental tener en cuenta la **caducidad secundaria**, que se refiere a la caducidad que tiene el alimento una vez abierto y cuando su forma de conservación ha cambiado. Por ejemplo, un envase de leche que, una vez abierto, debe ser consumido en un plazo de tres a cinco días y conservado en el frigorífico. Este tipo de indicaciones, que suelen aparecer en los envases de los alimentos como «una vez abierto, consumir en el plazo de tres días» o «una vez abierto, conservar en el frigorífico y consumir antes de cinco días», son esenciales para mantener la seguridad alimentaria en el hogar. La exposición al aire, a diferentes temperaturas, y a posibles contaminantes externos puede acelerar el deterioro del producto y aumentar el riesgo de contaminación microbiológica, por lo que seguir estas recomendaciones ayuda a prevenir posibles intoxicaciones y a garantizar que los alimentos se consuman en su mejor estado posible.

2.3.5. Normativa sobre manipulación de alimentos

Además del paquete de higiene del que hemos hablado en el apartado anterior y de la normativa ahí mencionada, debemos tener en cuenta para la manipulación de alimentos las siguientes normativas:

■ **Real Decreto 109/2010**, de 5 de febrero, por el que se modifican diversos reales decretos en materia sanitaria para su adaptación a la Ley 17/2009, de 23 de noviembre, sobre el libre acceso a las actividades de servicios y su ejercicio y a la Ley 25/2009, de 22 de diciembre, de **modificación de diversas leyes** para su adaptación a la *Ley sobre el libre acceso a las actividades de servicios y su ejercicio*.

© Ediciones Paraninfo

- **Reglamento (UE) 1169/2011 del Parlamento Europeo y del Consejo**, de 25 de octubre de 2011 sobre la información alimentaria facilitada al consumidor, también conocido como ley de información alimentaria o de **alérgenos**, por la cual se establece que todo operador alimentario está obligado a informar sobre los alérgenos presentes en sus productos mediante un sistema que permita identificarlos claramente. Dicha normativa afecta, entre otros, a restaurantes, bares, cafeterías, hoteles, supermercados, tiendas de alimentación, comedores colectivos y, en general, a todo establecimiento que ofrezca productos envasados o sin envasar.

RESUMEN

La correcta aplicación de las medidas higiénicas en la industria alimentaria evitará las posibles contaminaciones del alimento.

La contaminación biológica es la causada por los microorganismos que pueden ser bacterias, virus, parásitos y mohos. Estos microorganismos se multiplican rápidamente en las condiciones adecuadas de temperatura, pH, humedad, nutrientes del alimento, etcétera.

Los métodos de conservación de los alimentos ayudan a alargar la vida útil del producto.

La formación de los manipuladores de alimentos en materia de higiene es de gran importancia para evitar contaminaciones.

El paquete de higiene lo conforman los siguientes reglamentos que abarcan todos los alimentos contando también con normas específicas para los alimentos de origen animal:

- Reglamento (CE) 178/2002
- Reglamento (CE) 852/2004
- Reglamento (CE) 853/2004
- Reglamento (CE) 854/2004
- Reglamento (CE) 882/2004
- Reglamento (CE) 183/2005

ACTIVIDADES FINALES

EVALUACIÓN

2.1. ¿Qué es la intolerancia alimentaria?

a) Una dificultad para digerir un alimento o componente de un alimento.

b) Una reacción alérgica al ingerirciertos alimentos.

c) Una reacción del sistema inmune al gluten.

d) Una infección causada por microorganismos patógenos.

2.2. ¿Qué productos no deben mostrar la fecha de caducidad en su etiquetado?

a) Bebidas alcohólicas

b) Productos congelados

c) Alimentos enlatados

d) Productos muy perecederos conriesgo microbiológico

2.3. ¿Qué debe reflejar el plan de formación de trabajadores en una empresa alimentaria?

a) Formación en primeros auxilios.

b) Protocolos de seguridad en caso de incendio.

c) Políticas de descanso de los empleados.

d) Requisitos y contenidos para garantizar la formación de los trabajadores.

2.4. ¿Qué se entiende por higiene alimentaria?

a) Preparación de platos *gourmet*.

b) Conservar los alimentos por tiempo prolongado.

c) Limpieza de los alimentos.

d) Conjunto de acciones para asegurarse de la inocuidad de los alimentos.

2.5. ¿Qué información nutricional debe aparecer en el mismo campo visual en el etiquetado de un alimento?

a) Beneficios para la salud.

b) Ingredientes principales.

c) Origen del producto.

d) Valor energético, grasas, grasas saturadas, hidratos de carbono, azúcares, proteínas y sal.

2.6. ¿Por qué es importante indicar los alérgenos presentes en los productos según la normativa europea?

a) Para proteger la salud de los consumidores que puedan tener alergias alimentarias.

b) Para reducir los costes de producción.

c) Para promover la venta de productos libres de alérgenos.

d) Para aumentar la durabilidad de los alimentos.

A C T I V I D A D E S   F I N A L E S

2.7. **¿Cómo deben indicarse los alérgenos en la lista de ingredientes de un alimento envasado?**

 a) Diferenciándolos claramente del resto de ingredientes.

 b) Mezclándolos con el resto de ingredientes.

 c) No es obligatorio mencionarlos.

 d) Indicando su presencia en el envase externo.

2.8. **¿Qué es la contaminación biológica de los alimentos?**

 a) La causada por la presencia de alérgenos.

 b) La causada por factores externos como la temperatura.

 c) La causada por microorganismos como bacterias, virus, parásitos y mohos.

 d) La causada por la suciedad en los alimentos.

2.9. **¿Qué se debe indicar en la identificación de la empresa en el etiquetado de un alimento?**

 a) Fecha de producción.

 b) Nombre o razón social y dirección de la empresa alimentaria.

 c) Instrucciones de uso.

 d) Nombre del producto.

2.10. **¿Qué establece el Reglamento (UE) 1169/2011 sobre la información alimentaria facilitada al consumidor?**

 a) Obliga a informar sobre los alérgenos presentes en los productos.

 b) Establece los ingredientes principales que deben estar en el envase.

 c) Obliga a mostrar la fecha de caducidad en el etiquetado.

 d) Determina el tamaño del envase para cada tipo de alimento.

2.11. **¿Qué se debe indicar en la fecha de congelación de un alimento según la normativa?**

 a) Consumir preferentemente antes del...

 b) Lista de ingredientes.

 c) «Fecha de congelación...» seguida del día, mes y año.

 d) País de origen.

2.12. **¿Qué organismo afirma que la seguridad alimentaria se logra cuando todas las personas tienen acceso a alimentos seguros y nutritivos?**

 a) Cruz Roja Internacional.

 b) Greenpeace.

 c) Organización Mundial de la Salud (OMS).

 d) Organización delas Naciones Unidas para la Alimentación y la Agricultura (FAO).

ACTIVIDADES FINALES

2.13. ¿Qué medida preventiva es fundamental para evitar la contaminación de alimentos durante su elaboración?

a) Formación de todas las personas implicadas en la elaboración.

b) Condiciones de almacenamiento adecuadas.

c) Uso de guantes sin importar la formación.

d) Cocción prolongada de los alimentos.

2.14. ¿Cuál es una normativa importante para la manipulación de alimentos en España?

a) Código de Comercio Español.

b) Real Decreto 109/2010.

c) Ley de Protección del Consumidor.

d) Normativa de Etiquetado de Productos.

2.15. ¿Cuál es el mínimo tamaño de fuente permitido en el etiquetado de alimentos de acuerdo al Real Decreto 1021/2022?

a) 1,2 mm.

b) 1,5 mm.

c) 1 mm.

d) 0,8 mm.

2.16. ¿Qué información se debe proporcionar en el envase de un alimento que requiera condiciones especiales de conservación y/o utilización?

a) Pautas de conservación y/o utilización.

b) Lista de ingredientes.

c) Calorías por porción.

d) País de origen.

2.17. ¿Qué se debe hacer además de mantener una buena higiene personal en la manipulación de alimentos?

a) Minimizar el contacto con agua y jabón.

b) Mantener higiene en el puesto de trabajo, herramientas y alimentos manipulados.

c) No tener en cuenta la limpieza del entorno de trabajo.

d) Utilizar ropa de trabajo sucia.

2.18. ¿Qué es una toxiinfección alimentaria?

a) El resultado de ingerir alimentos en mal estado con microorganismos patógenos.

b) El resultado de una intolerancia alimentaria.

c) El resultado de una mala digestión de algún alimento.

d) El resultado de una reacción alérgica al comer ciertos alimentos.

ACTIVIDADES FINALES

2.19. ¿En qué productos es obligatorio indicar el país de origen según la normativa?

a) Leche y bebidas alcohólicas.

b) Productos enlatados.

c) Productos envasados al vacío.

d) Carne fresca de vacuno y frutas.

2.20. ¿Qué tipo de información debe indicarse en el etiquetado de un producto cuando la omisión de la misma dificulte su utilización?

a) El modo de empleo.

b) El color del envase.

c) La fecha de fabricación .

d) El lugar de producción.

ARGOT TÉCNICO

- **Alergia alimentaria**: reacción del sistema inmunitario a una proteína específica presente en los alimentos.

- **Almacenamiento de alimentos**: proceso de guardar los alimentos en condiciones adecuadas para prevenir su deterioro y contaminación.

- **Biocidas**: productos químicos utilizados para destruir microorganismos perjudiciales en la industria alimentaria.

- **Caducidad secundaria**: fecha límite adicional aplicada a un producto una vez abierto o preparado, para asegurar su consumo seguro.

- **Caducidad**: fecha límite hasta la cual el alimento se puede consumir de forma segura.

- **Conservación de alimentos**: métodos y técnicas utilizadas para mantener los alimentos en condiciones seguras y prolongar su vida útil.

- **Consumo preferente**: fecha hasta la cual el alimento mantiene sus propiedades organolépticas y nutricionales, sin representar un riesgo para la salud si se consume después de esta fecha.

- **Contaminación alimentaria**: presencia de sustancias nocivas o patógenos en los alimentos que pueden causar enfermedades.

- **Etiquetado de alimentos**: información detallada proporcionada en los envases de los alimentos sobre su contenido, fecha de caducidad y otras especificaciones importantes.

- **Higiene alimentaria**: conjunto de medidas y condiciones necesarias para garantizar la inocuidad de los alimentos durante su manipulación, almacenamiento y transporte.

- **Higiene personal**: prácticas de limpieza y cuidado personal que los manipuladores de alimentos deben seguir para prevenir la contaminación de los alimentos.

- **Inocuidad alimentaria**: estado en el cual los alimentos están libres de contaminantes que puedan causar daño al consumidor.

- **Intolerancia alimentaria**: incapacidad del organismo para digerir ciertos componentes de los alimentos, como la lactosa.

- **Intoxicación alimentaria**: enfermedad causada por la ingestión de toxinas producidas por microorganismos en los alimentos.

- **Manipulación de alimentos**: procesos de preparación, cocción, servicio y almacenamiento de alimentos, realizados de manera segura para evitar la contaminación.

- **Microorganismos**: organismos microscópicos, como bacterias, virus y hongos, que pueden causar enfermedades si proliferan en los alimentos.

- **Normativa**: conjunto de leyes y regulaciones que establecen los requisitos para la higiene y seguridad alimentaria.

- **Patógenos**: microorganismos que pueden causar enfermedades.

- **Proliferación**: rápido aumento del número de microorganismos en los alimentos bajo condiciones favorables.

- **Seguridad alimentaria**: condición que asegura que los alimentos no causarán daño al consumidor cuando se preparen y/o consuman según su uso previsto.

3

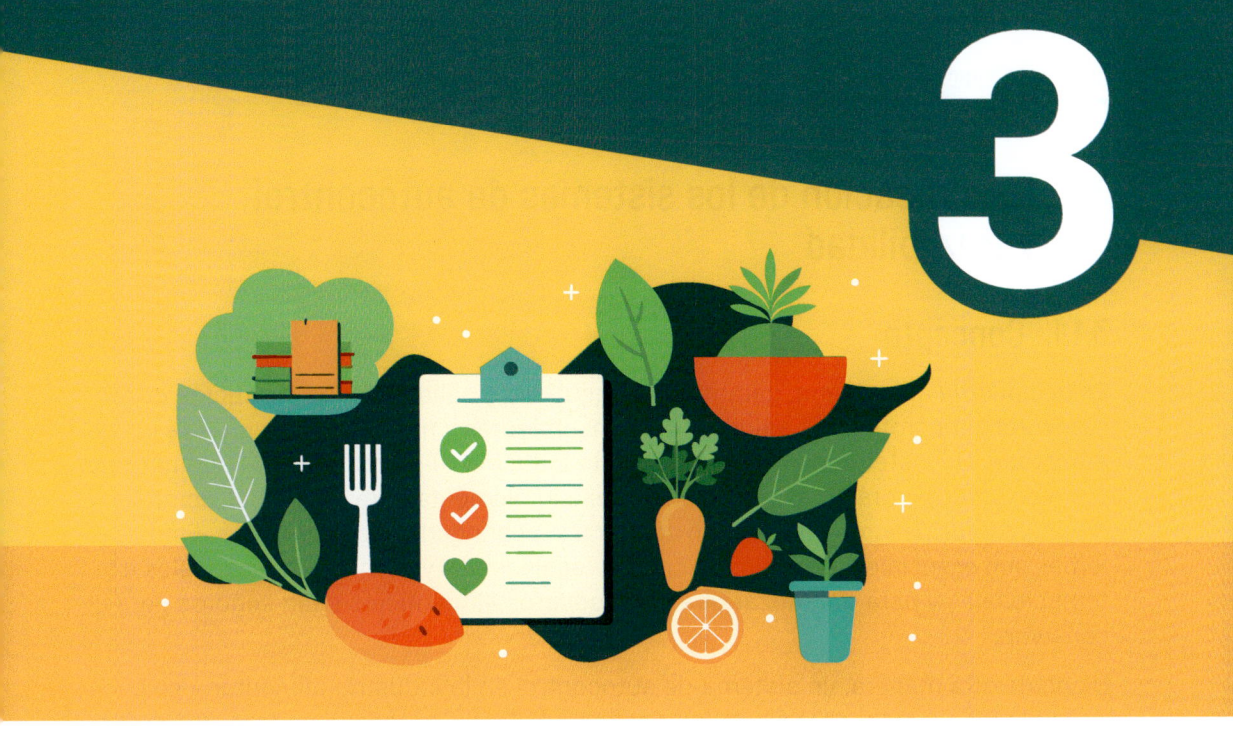

Sistemas de autocontrol y normas alimentarias

Los sistemas de autocontrol como el APPCC (Análisis de Peligros y Puntos Críticos de Control), permiten identificar y controlar riesgos en cada etapa de producción, reduciendo la probabilidad de contaminación. Unido a esto, cumplir con normas alimentarias nacionales e internacionales ayuda a las empresas a asegurar productos seguros, ganar confianza del consumidor y acceder a mercados globales.

Contenido

3.1. Identificación de los sistemas de autocontrol y trazabilidad

3.2. Especificaciones de la guía de prácticas correctas de higiene (GPCH)

3.3. Características del sistema APPCC (Análisis de Peligros y Puntos de Control Críticos)

3.4. Reconocimiento de las normas implantadas en el sector alimentario

3.5. Conocimiento de la legislación básica de la industria alimentaria

3.1. Identificación de los sistemas de autocontrol y trazabilidad

3.1.1. Concepto

En la industria alimentaria, garantizar la seguridad y calidad de los productos es fundamental para proteger la salud de los consumidores y mantener la confianza en las empresas. Un sistema de autocontrol en la industria alimentaria es un conjunto de procedimientos y prácticas que una empresa implementa para identificar, controlar y monitorear los peligros que puedan afectar a la seguridad de los alimentos. Estos sistemas son esenciales para cumplir con las regulaciones y normativas nacionales e internacionales y para garantizar que los productos alimenticios sean seguros para el consumo.

Dicho de otra manera, un sistema de autocontrol en la industria alimentaria se basa en la identificación y gestión de los riesgos a lo largo de toda la cadena de producción, desde la recepción de materias primas hasta la distribución del producto final. Este sistema es proactivo y preventivo, enfocado en evitar la contaminación y los problemas de seguridad alimentaria antes de que ocurran.

En la industria alimentaria, los sistemas de autocontrol están basados en el APPCC, siglas de Análisis de Peligros y Puntos de Control Críticos. La implantación de este sistema preventivo es de obligado cumplimiento en las empresas alimentarias, según se recoge en el artículo V del Reglamento (CE) 852/2004 del Parlamento Europeo y del Consejo, de 29 de abril de 2004, relativo a la higiene de los productos alimenticios.

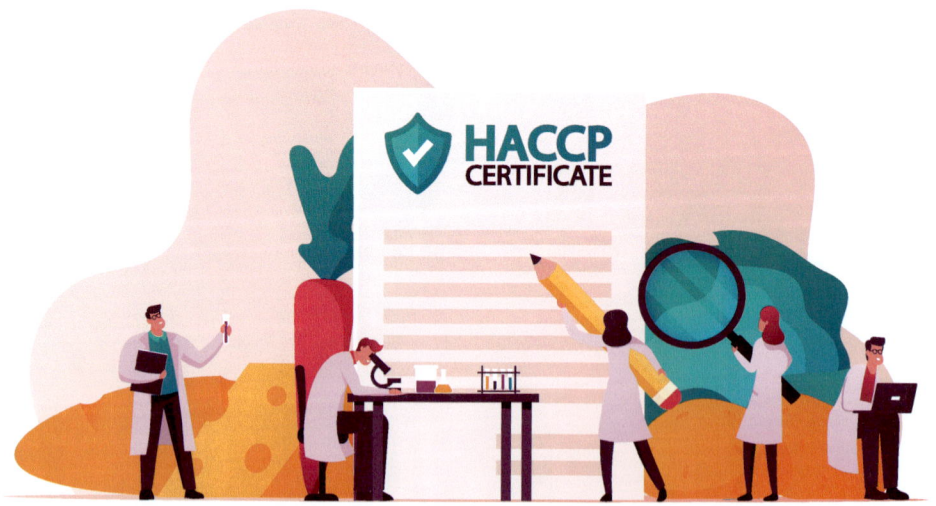

Figura 3.1. El plan APPCC es de obligado cumplimiento en la industria alimentaria.

© Ediciones Paraninfo

La aplicación del sistema APPCC, como ya se ha mencionado, es obligatoria para todo tipo de empresas que intervienen en cualquiera de las fases de la cadena alimentaria, desde la producción primaria hasta su transformación, distribución y venta.

Las autoridades sanitarias podrán aplicar sanciones económicas e incluso el cierre de las instalaciones que no cumplan con esta obligatoriedad de acuerdo con la Ley 17/2011, de 5 de julio, de seguridad alimentaria y nutrición.

3.1.2. Tipos de sistemas de autocontrol

- Sistemas basados en APPCC: el APPCC es el sistema de autocontrol más reconocido y utilizado en todo el mundo. Su enfoque preventivo y sistemático lo hace altamente efectivo para identificar y controlar peligros en la producción de alimentos. Las empresas que implementan el APPCC deben seguir los siete principios establecidos y mantener una documentación rigurosa de todas las actividades relacionadas con el sistema.

  La aplicación de un sistema APPCC debe ser proporcional al riesgo que tiene el alimento de contaminarse, por lo que podremos alcanzar el grado de seguridad alimentaria requerido por diferentes medios y en función de las diferentes situaciones en las que nos encontremos.

  Estos serán de aplicación en empresas elaboradoras, es decir, que procesan, fabrican o transforman alimentos, o en empresas envasadoras de los mismos. Además de en estos tipos de empresas, también se deben implantar en hospitales, colegios y residencias de la tercera edad. Las carnicerías son una excepción dentro de los comercios minoristas que deben aplicar los sistemas APPCC y sus guías.

- Guías de prácticas correctas de higiene (GPCH): todas las empresas del sector de la alimentación tienen la obligación de desarrollar e implantar sistemas de gestión de la seguridad alimentaria que estarán basados en el APPCC, pero, debido a sus características, algunas empresas de este sector tienen especialmente difícil o limitado el cumplimiento de esa obligación de manera efectiva.

  Para poder cumplir esta serie de requisitos legales de higiene y seguridad de los alimentos, las comunidades autónomas disponen de las guías de prácticas correctas de higiene (GPCH) que ayudará a las empresas a aplicar los autocontroles necesarios que garanticen la calidad y la seguridad alimentaria del producto que producen, controlando los peligros y cumpliendo las normas impuestas.

  Así, están publicadas varias GPCH de diferentes sectores como pueden ser: restauración colectiva, obradores de pastelería, cadenas de alimentación y comercios minoristas, transporte de alimentos o almacenes alimentarios, etcétera.

- Requisitos de higiene alimentaria: estos se aplican en las empresas no transformadoras de alimentos como podrían ser empresas que se dedican al transporte de alimentos, establecimientos hosteleros sin cocina o mercados ambulantes, entre otros. De manera obligatoria deberán aplicar todos los requisitos de higiene alimentaria (generales y específicos) y las disposiciones que aplican a los productos, a la limpieza y desinfección, condiciones de locales, instalaciones, equipos, etcétera.

- Sistemas de gestión de la calidad: los sistemas de gestión de la calidad, como ISO 9001, se centran en asegurar que los productos y servicios de una organización cumplan consistentemente con los requisitos del cliente y las normativas legales. En la industria alimentaria, estos sistemas se integran frecuentemente con otros sistemas de seguridad alimentaria, como el APPCC, para crear un enfoque integral de calidad y seguridad.

- Normas específicas de seguridad alimentaria: existen varias normas específicas de seguridad alimentaria que son ampliamente reconocidas en la industria. Algunas de las más comunes incluyen:

  — BRC (*British Retail Consortium*): una norma global para la seguridad alimentaria que establece requisitos para la producción, envasado, almacenamiento y distribución de alimentos.

  — IFS (*International Featured Standards*): un estándar de seguridad alimentaria desarrollado para auditar a los proveedores de alimentos.

  — FSSC 22000 (*Food Safety System Certification*): una norma de certificación que combina los requisitos de ISO 22000 con programas de prerrequisitos específicos.

3.2. Especificaciones de la guía de prácticas correctas de higiene (GPCH)

3.2.1. Condiciones aplicables a los productos

La producción de alimentos seguros, inocuos y de alta calidad es una de las principales responsabilidades de la industria alimentaria. Para cumplir con ella, se deben seguir unas prácticas correctas de higiene en todas las fases del proceso de elaboración del producto alimenticio. Estas prácticas no solo aseguran la inocuidad de los alimentos, sino que, además, contribuyen a la eficiencia y sostenibilidad del proceso de producción.

A continuación, detallamos las prácticas correctas de higiene en cada una de las fases del proceso de elaboración de un producto alimenticio. Toda esta documentación quedará recogida en el plan de buenas prácticas de higiene de nuestro APPCC, que constará de instrucciones y procedimientos de trabajo y de los registros derivados del mismo, de los cuales daremos un ejemplo al final de este apartado.

1. Recepción de materia prima

Con la recepción de materias primas comienza el proceso de elaboración de un producto alimenticio, por lo que esta etapa es determinante para asegurar que los ingredientes utilizados en la elaboración sean seguros y de alta calidad. Las prácticas correctas de higiene en esta fase incluyen:

■ Inspección visual y documental: cuando recibimos la materia prima, el primer paso debería ser realizar una inspección visual para verificar su estado, su frescura y su apariencia. También deberemos cerciorarnos de que la materia prima no es transportada con otros alimentos o materiales que la puedan contaminar. Además, deberemos revisar la documentación que acompaña a las materias primas, como certificados de calidad, hojas de especificaciones y registros de transporte, y dejar todo registrado.

■ Control de contaminantes: es esencial verificar la ausencia de contaminantes físicos, químicos y biológicos. Esto puede incluir pruebas rápidas para detectar residuos de pesticidas, metales pesados y patógenos. Otra forma de control de contaminantes es la recepción junto a la materia prima de un análisis microbiológico realizado por el proveedor antes del envío.

■ Condiciones de transporte: la materia prima debe llegar en condiciones adecuadas, lo que implica verificar que los vehículos de transporte estén limpios y en buen estado, y que las temperaturas de transporte se hayan mantenido dentro de los límites adecuados para cada tipo de producto (temperatura ambiente, temperatura de refrigeración o temperatura de congelación).

2. Almacenamiento

El almacenamiento adecuado de las materias primas es básico para mantener su calidad e inocuidad hasta el momento de su uso. Las prácticas correctas de higiene en el almacenamiento van a depender de si el almacenamiento es a temperatura regulada o no.

■ Almacenamiento a temperatura regulada:

— Control de temperatura: los productos perecederos, como carnes, productos lácteos y vegetales frescos, deben almacenarse en cámaras frigoríficas o congeladores que mantengan temperaturas específicas para cada tipo de producto. La temperatura debe ser controlada y registrada de manera constante.

— Higiene de las cámaras frigoríficas: para prevenir la proliferación de microorganismos las cámaras frigoríficas deberán limpiarse y desinfectarse de manera regular. Es muy importante evitar la acumulación de hielo en la cámara de congelación y refrigeración, ya que este puede albergar bacterias.

© Ediciones Paraninfo

85

— Rotación de *stock*: para prevenir el deterioro de los productos, se debe implementar la política FIFO (*First In, First Out*, o 'lo primero que entra es lo primero que sale'), asegurando que los productos más antiguos se utilicen primero. Tanto en temperatura regulada como en temperatura ambiente.

■ Almacenamiento a temperatura ambiente:

— Limpieza: las áreas de almacenamiento a temperatura ambiente deben mantenerse limpias y secas para prevenir la contaminaciones y aparición de zonas húmedas donde pueden proliferar plagas y mohos.

— Ventilación: una buena ventilación es esencial para evitar la acumulación de humedad y mantener la calidad de productos secos como granos, harinas y conservas.

— Control de plagas: es importante aplicar medidas de control de plagas, como trampas y barreras físicas, y realizar inspecciones regulares para detectar y eliminar plagas potenciales tal y como se recoge en el plan de control de plagas del APPCC de las empresas.

3. Preparación de materias primas

Cuando hablamos de la preparación de las materias primas nos referimos a las acciones de limpieza, corte y pretratamiento de los ingredientes antes de su procesamiento. Las prácticas correctas de higiene en esta fase incluyen:

■ Limpieza y desinfección: utensilios, equipos y superficies de trabajo deben limpiarse y desinfectarse antes y después de su uso. Además, los ingredientes también deben lavarse adecuadamente para eliminar contaminantes superficiales.

■ Uso de equipos: los equipos y utensilios utilizados deben estar hechos de materiales aprobados para estar en contacto con alimentos y deben ser fáciles de limpiar y desinfectar. Además, deberán, en el caso de ser necesario, estar calibrados.

■ Higiene del personal: los trabajadores utilizarán la ropa de trabajo adecuada, se lavarán las manos de manera frecuente y seguirán procedimientos estrictos de higiene personal para prevenir la contaminación cruzada.

Figura 3.2. Material apto para uso en contacto con los alimentos.

4. Elaboración

La fase de elaboración es el momento en que las materias primas se transforman en productos finales a través de procesos tales como la cocción, el mezclado o la fermentación. Las prácticas correctas de higiene en esta fase incluyen:

- Control de procesos: cada empresa tiene unos procesos de elaboración estandarizados que se deberán seguir para asegurar que las condiciones de temperatura, tiempo y otros parámetros se mantengan dentro de los límites seguros y que, por tanto, no se da ningún tipo de contaminación.

- Enfriamiento seguro: en el caso de productos que requieran enfriamiento rápido después de la cocción, es muy importante enfriarlos de manera para prevenir el crecimiento bacteriano. Esto puede lograrse mediante el uso de abatidores industriales.

- Prevención de la contaminación cruzada: se deben tomar medidas para evitar la contaminación cruzada entre ingredientes crudos y cocidos. Esto incluye el uso de áreas de trabajo separadas al igual que utensilios específicos para cada tipo de producto.

5. Envasado

Cuando se envasa un producto este se está protegiendo de la contaminación y el deterioro durante las fases de almacenamiento, transporte y distribución. Las prácticas correctas de higiene en esta fase incluyen:

- Materiales de envasado: se deben utilizar materiales de envasado aprobados para contacto con alimentos, que sean resistentes y protejan adecuadamente el producto.

- Higiene del área de envasado: las áreas de envasado deben mantenerse limpias y desinfectadas, con controles estrictos para prevenir la entrada de contaminantes.

- Sellado: debemos asegurarnos de que los envases están sellados correctamente asegurando así su integridad y previniendo la entrada de contaminantes. Para ello, se hará un control visual del sellado de los productos finales.

6. Transporte y distribución

El transporte y la distribución de productos alimenticios son fases críticas para mantener la calidad y seguridad hasta que los productos lleguen al consumidor final. Las prácticas correctas de higiene en esta fase incluyen:

- Condiciones de transporte: al igual que en la recepción de las materias primas, los vehículos de transporte deben estar limpios y, en el caso de productos perecederos, deben estar equipados con sistemas de refrigeración que mantengan las temperaturas adecuadas.

Tabla 3.1. Ejemplo de registro de control de temperatura para cámaras de refrigeración y/o congelación

Control de temperaturas en cámaras de refrigeración y congelación

Mes/año:

Nota: las temperaturas se tomarán dos veces al día. Por la mañana al inicio de la jornada y durante la jornada de tarde

Empresa	1	2	3	4	5	6	7	8	9	10	11	12	13	14	15	16	17	18	19	20	21	22	23	24	25	26	27	28	29	30	31
	M T	M T	M T	M T	M T	M T	M T	M T	M T	M T	M T	M T	M T	M T	M T	M T	M T	M T	M T	M T	M T	M T	M T	M T	M T	M T	M T	M T	M T	M T	M T
Cámara 1																															
Cámara 2																															
Cámara 3																															
Cámara 4																															
Cámara 5																															
Responsable																															
Observaciones																															

Temperaturas de referencia: máximo de 4 °C en cámaras de refrigeración y máximo de -18 °C en cámaras de congelación

88

■ Protección durante el transporte: los productos deben estar adecuadamente protegidos durante el transporte para evitar daños físicos y contaminación. Esto incluye el uso de embalajes adecuados y la organización correcta de los productos dentro del vehículo.

■ Tiempos de transporte controlados: es importante reducir los tiempos de transporte para reducir el riesgo de deterioro y asegurar que los productos lleguen frescos a su destino.

3.2.2. Salud, higiene y formación de los trabajadores

La formación de los trabajadores en una empresa alimentaria es esencial para garantizar la seguridad y la calidad de los productos, así como para cumplir con las normativas vigentes y mejorar la eficiencia operativa. Un plan de formación bien estructurado no solo protege la salud de los consumidores, sino que también contribuye al desarrollo profesional de los empleados y a la competitividad de la empresa.

Las empresas son las responsables de la formación de los manipuladores de alimentos; para ello, deben desarrollar un programa de formación continuada de los mismos.

El empresario tiene la obligación de facilitar al trabajador una formación inicial al incorporarse al puesto de trabajo y, posteriormente, otra complementaria, al menos, cada cinco años que constará de una parte común y otra específica para cada actividad.

Además, es importante que cada trabajador tenga unos conocimientos y una capacitación en función del perfil de su trabajo y del sector alimentario implicado, así como una concienciación adecuada.

Esta formación se justificará con una documentación que demuestre el desarrollo y ejecución del plan de formación, expedido bien por la empresa, si lleva a cabo ella la formación, o a través de un centro de formación autorizado que la certifique.

El primer paso en el desarrollo de un plan de formación es identificar las necesidades específicas de la empresa y de sus trabajadores. Para ello, debemos seguir una serie de pasos:

1. Evaluación de competencias actuales: se deberá realizar una evaluación inicial de las competencias que poseen nuestros empleados para poder identificar las necesidades formativas que tienen. Esto puede hacerse mediante encuestas, entrevistas y observación directa en el lugar de trabajo.

2. Análisis de puestos de trabajo: donde se recogerán las tareas y responsabilidades asociadas a cada puesto de trabajo y, con ello, se determinará qué habilidades y conocimientos son necesarios para ocupar dichos puestos.

3. Revisión de normativa: para asegurar que el plan de formación cumpla con las normativas locales, nacionales e internacionales de seguridad alimentaria y calidad.

El segundo paso en el desarrollo de este plan sería el diseño del programa de formación. Este debe ser flexible, adaptado a las necesidades específicas de la empresa y de los trabajadores, y debe incluir los siguientes componentes:

1. Contenido de la formación: desarrollando módulos de formación generales y específicos que cubran aspectos críticos como, por ejemplo:

   - Higiene personal y seguridad alimentaria.
   - Buenas prácticas de manipulación (BPM).
   - Sistema APPCC (Análisis de Peligros y Puntos de Control Críticos).
   - Manejo de equipos y tecnología.
   - Procedimientos de emergencia y gestión de crisis.

2. Métodos de formación: es decir, la metodología utilizada para la impartición de los cursos de formación en la empresa. Esta puede ser impartida, como ya hemos dicho, por expertos internos o externos (centros de formación, por ejemplo):

   - Cursos presenciales.
   - Formación *online*.
   - Capacitaciones prácticas.

Seguidamente, deberemos implementar el plan de formación dentro de la empresa. Esto requiere una planificación cuidadosa y la asignación adecuada de los recursos necesarios. Los pasos clave incluyen:

- Calendario de formación.

- Selección de formadores.

- Infraestructura y materiales: aulas de formación, material didáctico, tecnología audiovisual, etcétera.

En el siguiente paso, y para garantizar la efectividad del plan de formación, es crucial establecer mecanismos de evaluación y mejora continua:

- Evaluaciones de los participantes.

- Revisión y actualización del programa.

- Auditorías y seguimiento.

De manera resumida, los elementos que se deben incluir en el plan de formación son:

- Descripción del plan de formación realizado por la propia empresa. Debe contemplar los contenidos generales y específicos según el sector de actividad, metodología utilizada y el sistema de evaluación.

- Debe indicarse quién es responsable del diseño del programa, quién está previsto que imparta los distintos contenidos y acreditar los conocimientos en higiene de los alimentos y experiencia que les avala.

■ Frecuencias de realización de las actividades formativas planificadas.

■ Sistema de registro de las actividades realizadas (cursos o capacitaciones, fechas, asistentes, profesorado, etcétera).

A continuación, se muestra un ejemplo de tabla de registro del plan de formación de trabajadores en una empresa alimentaria en la que se recogen datos como el nombre y la identificación de cada trabajador, una relación de la formación que ha realizado, las fechas de impartición y la duración de cada una de ellas. Este registro se completará con una copia de la titulación de todas las formaciones registradas de cada trabajador.

Tabla 3.2. Ejemplo de registro del plan de formación de trabajadores de un APPCC

Plan de formación de trabajadores					R01 Formación	
Apellidos y nombre	DNI	Titulación	Entidad formadora	Fecha	N° horas formación	Observaciones
						En cada casilla asociada a cada trabajador se añadirán tantas formaciones como haya recibido dicho trabajador

En relación al tema de la salud e higiene de los trabajadores en la industria alimentaria, hemos descrito todo lo necesario para su entendimiento en la Unidad 2 de este curso en el apartado 2.3.2.

La siguiente tabla es un ejemplo de registro de control de las normas de buenas prácticas de elaboración y manipulación de los trabajadores donde podremos controlar el nivel de implicación y comprensión de dichas normas, es decir, si los trabajadores cumplen con la normativa expuesta en la Unidad 2 de este manual.

Tabla 3.3. Ejemplo de registro de control de las BPEM de un APPCC

Plan de buenas prácticas de elaboración y manipulación				R01 manipuladores de alimentos
NORMA BPEM	Nombre trabajador/a	Apto	No apto	Medida correctora
Correcto lavado de manos				En el caso de que el trabajador haya sido «no apto» en relación a las bpem, en esta casilla se reflejarán las medidas correctoras adoptadas para que el trabajador pase de «no apto» a «apto».
La ropa es de uso exclusivo y está limpia				
Pelo limpio y recogido correctamente				
Aseo personal				
Uso de maquillaje/uñas pintadas/uñas postizas, etc.				
Uso de anillos, pendientes o joyas en general				
Heridas cubiertas de manera correcta				
Come o fuma en el puesto de trabajo				
Comunica enfermedad en el caso de padecerla				
Fecha		Responsable		
Observaciones				

3.2.3. Plan de limpieza y desinfección y de condiciones y mantenimiento de los locales, instalaciones y equipos

La industria alimentaria deberá establecer un programa escrito de limpieza y desinfección que garantice que las instalaciones, los servicios, los equipos, los utensilios y los vehículos estarán sometidos a revisiones periódicas del estado de limpieza y desinfección no solo para proteger la salud de los consumidores, sino que también para mantener la reputación y la viabilidad comercial de la empresa.

Estas operaciones tienen como fin último eliminar la suciedad y mantener controlada bajo mínimos la población microbiana. A través de una planificación meticulosa, la formación continua del personal y la evaluación constante, se puede poner en marcha un plan de limpieza y desinfección efectivo que cumpla con toda la normativa de seguridad alimentaria.

La puesta en marcha efectiva de un plan de limpieza y desinfección en una empresa alimentaria necesita un enfoque sistemático y coordinado:

1. Planificación: desarrollar un calendario detallado que especifique cuándo y cómo se realizarán las tareas de limpieza y desinfección. Se asignarán sus responsabilidades de manera clara a todos los trabajadores asegurándose de que todo el mundo ha entendido cuál es su rol.

2. Ejecución: llevar a cabo las tareas según el plan establecido. Es fundamental que el trabajador siga las instrucciones al pie de la letra y utilice el equipo de protección personal adecuado para evitar riesgos para la salud.

3. Evaluación: revisar y evaluar continuamente el plan de limpieza y desinfección para identificar áreas de mejora. Las inspecciones regulares y las auditorías internas son herramientas valiosas para mantener la eficacia del plan.

Por tanto, en el plan de limpieza debe aparecer un registro de verificación de limpieza y desinfección que incluirá una lista de revisión y analíticas de superficies y equipos, con las fechas de toma de muestras, la descripción de la incidencia en el caso de que la hubiera, las medidas correctoras tomadas y la persona responsable del plan.

Además, aparecerá por escrito el procedimiento de trabajo para la limpieza y desinfección de cada zona, maquinaria, equipo y utensilio detallando:

- Productos utilizados.

- Forma de aplicación de los productos.

- Tiempos de actuación.

- Condiciones de uso.

- Frecuencia de ejecución.

- Tiempos de espera.

- Forma de aclarado.

- Fecha y persona responsable.

Por último, deberemos incluir las fichas de seguridad de los productos utilizados. Todo lo mencionado hasta ahora completa lo ya aprendido en la Unidad 1 del presente manual.

A continuación, aparecen algunos ejemplos de cómo podrían ser esos registros en un obrador de pastelería.

- El primero se trata del documento de planificación de la limpieza del obrador de pastelería.

- En el segundo aparece el cuadro de ejecución de la limpieza del obrador de pastelería.

- Por último, tenemos un tercer documento en el que se recoge la verificación de la limpieza de las diferentes zonas que integran el obrador de pastelería que hemos puesto como ejemplo, además del control analítico del mismo. Los boletines de los resultados analíticos realizados por laboratorios externos se archivarán de manera que puedan ser consultados si fuese necesario.

Tabla 3.4. Ejemplo de un cuadro de planificación del plan de L+D en un obrador de pastelería

Superficies y/o elementos que hay que limpiar	OBRADOR					
	Frecuencia mínima	Producto	Dosificación	Temperatura agua	Forma de L+D	Persona responsable
Suelos	Diario	Detergente	Según fabricante	Según fabricante		Responsable de producción
Paredes y puertas	Quincenal	Detergente	Según fabricante	Según fabricante		Responsable de producción
Superficies y mesas de trabajo	Diario	Detergente + Desinfectante	Según fabricante	Según fabricante		Responsable de producción
Techos y Lámparas	Quincenal	Detergente	Según fabricante	Según fabricante		Responsable de producción

Tabla 3.5. Ejemplo de un cuadro de ejecución del plan de L+D en un obrador de pastelería

Plan de limpieza y desinfección: zona obrador																								R01 Ejecución						
MES/AÑO	Semana 1							Semana 2							Semana 3							Semana 4						
	L	M	X	J	V	S		L	M	X	J	V	S		L	M	X	J	V	S		L	M	X	J	V	S
Suelos																											
Paredes y puertas																											
Superficies y mesa de trabajo																											
Techos y lámparas																											
Observaciones																											
Responsable																											

Tabla 3.6. Ejemplo de un cuadro de verificación del plan de L+D en un obrador de pastelería

Zona	Verificación limpieza y desinfección					R02 Verificación	
	Verificación		Medidas correctoras	Fecha	Responsable	Firma	Observaciones
	Apto	No apto					
Zona de venta							
Obrador							
Utensilios y equipos							
Almacenes							
Servicios higiénicos							
Control analítico							

Para verificar que el plan de limpieza y desinfección se ha aplicado de manera correcta, se llevarán a cabo, entre otros métodos, controles de superficies mediante análisis microbiológico de las zonas, maquinaria y equipos que se han limpiado.

Aunque el proceso de verificación de este plan suele ser un proceso visual en el que se comprueba que todas las acciones se han llevado a cabo de la manera adecuada, se realizan análisis microbiológicos frecuentes para comprobar la eficacia del plan. En el caso de que aparezca algún tipo de incidencia, esta se registrará, y se ejecutarán una serie de medidas correctoras para minimizar el riesgo de contaminación, además de la revisión del plan de limpieza y desinfección.

Las muestras microbiológicas se remitirán a un laboratorio autorizado y los resultados se anotarán y guardarán en el registro correspondiente. La parte negativa de analizar muestras microbiológicas es que estas no permiten poner en marcha las medidas correctoras necesarias de manera inmediata, ya que los resultados de las muestras se demoran varios días.

Toma de muestras

Esta toma de muestras microbiológicas, dependerá del tipo de superficie que haya que analizar y puede realizarse de las siguientes formas:

- Por hisopado o torundas.
- Por placas de contacto.
- Por láminas de contacto.

Por hisopado o torundas

La toma de muestras por hisopado o torundas consiste en la utilización de un hisopo o una torunda estéril para recoger muestras de una superficie determinada, con el fin de comprobar el grado de limpieza de dicha superficie. Este proceso se realiza frotando el hisopo o la torunda sobre la superficie en cuestión de manera uniforme para posteriormente colocar la muestra en un medio de cultivo o en una solución adecuada para su análisis. En el caso de utensilios y equipos, se procederá de la misma manera.

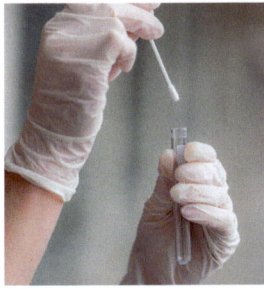

Figura 3.3. Hisopo o torunda para toma de muestras.

Las muestras recolectadas se analizan posteriormente en un laboratorio para determinar la presencia de microorganismos, como bacterias, hongos u otros patógenos, que puedan indicar la presencia de suciedad o contaminación en la superficie. Los resultados de estas pruebas ayudan a identificar áreas que requieran una limpieza más intensiva o la implementación de medidas correctivas para prevenir la propagación de enfermedades o contaminación.

Por placas de contacto

Consiste en utilizar placas de contacto estériles que se presionan contra la superficie que se desea analizar. Estas placas están recubiertas con un medio que permite el crecimiento de microorganismos presentes en la superficie, por lo que, al presionar la placa contra esta, se transfieren estos microorganismos a la placa.

Después de tomar la muestra, la placa se incuba en condiciones adecuadas para permitir el crecimiento de los microorganismos presentes. Una vez transcurrido el tiempo de incubación, se realizan conteos de las colonias que han crecido en la placa, lo que proporciona una estimación del grado de contaminación de la superficie analizada.

Utilizando placas de contacto, también podemos obtener muestras de las zonas donde se trabaja, como puede ser la propia cocina o el comedor del colegio. Consiste en colocar placas estériles en la zona que se desea verificar, las cuales tienen un medio de cultivo que permite el crecimiento de microorganismos. Después de un periodo de tiempo determinado, generalmente de 24 a 48 horas, se retiran las placas, se incuban y se analiza el crecimiento de colonias de microorganismos. Si se observa un alto número de colonias, esto indica que la zona puede ser un foco de contaminación.

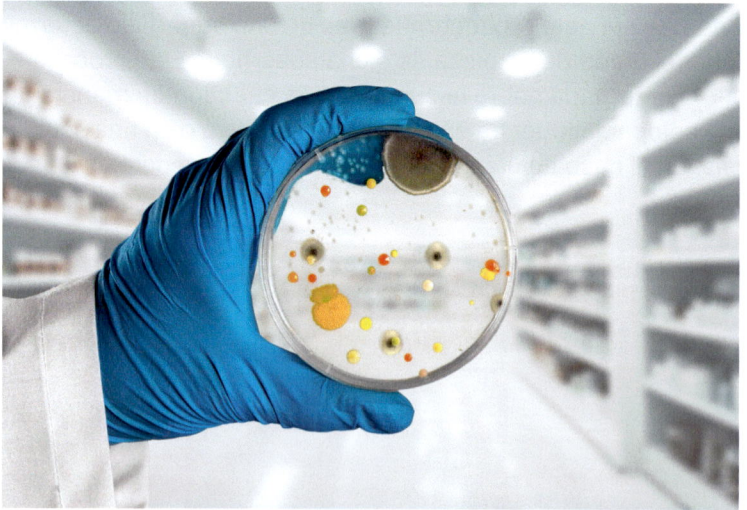

Figura 3.4. Toma de muestras de superficie por placas de contacto.

Una variante de este tipo de toma de muestras es por láminas de contacto, en la que en lugar de usar placas con el medio de cultivo se usan placas, en las que cada lado tiene un medio de cultivo diferente.

La verificación del proceso de limpieza y desinfección también puede hacerse, como ya hemos dicho, de manera visual y, además, utilizando métodos rápidos de detección, como pueden ser la detección de residuos proteicos o la medida del pH, que nos ayuda a saber si queda o no resto de detergente o desinfectante en las superficies.

Las tiras de pH son tiras de papel impregnadas con un reactivo químico que cambia de color en función del nivel de acidez o alcalinidad de una solución. Para comprobar si una superficie está bien limpia, primero se debe humedecer ligeramente la tira de pH con agua destilada para que el reactivo químico reaccione mejor.

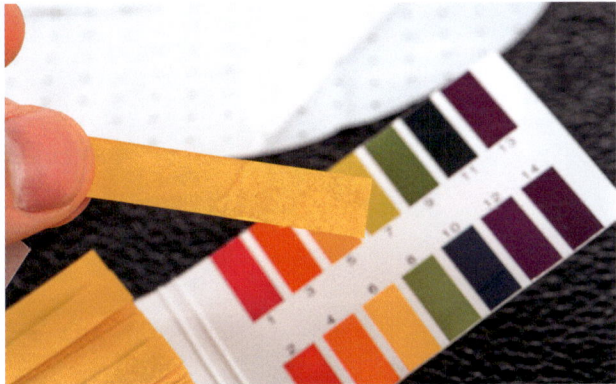

Figura 3.5. Tiras de pH.

Después, se debe frotar la tira húmeda sobre la superficie que se desea comprobar. La tira de pH cambiará de color y se comparará el color resultante con la escala de colores que viene en el paquete de las tiras de pH. Si la tira cambia a un color que señale que el pH de la superficie está en un rango neutro o ligeramente alcalino, esto podría indicar que la superficie está limpia.

Es importante recordar que las tiras de pH son una herramienta de medición rápida y generalmente usadas para comprobar si una solución líquida está dentro de un rango de pH específico. No son un método infalible para determinar la limpieza de una superficie, pero pueden ofrecer una idea general de la presencia de residuos ácidos o alcalinos en la misma.

Por otro lado, y en relación al plan de **mantenimiento de locales, instalaciones y equipos,** nos referimos al conjunto de acciones de vigilancia y control para asegurar un correcto mantenimiento, funcionamiento y conservación de los locales, equipos, maquinaria y herramientas.

El objetivo de implantar un plan de mantenimiento preventivo de locales, instalaciones, equipos y utensilios es reducir al mínimo las posibles contaminaciones cruzadas originadas por las superficies que contactan con los alimentos o por la distribución de las zonas de trabajo dentro de la industria (zonas sucias y zonas limpias) además de todos los aspectos que puedan afectar a la higiene de las materias primas, los productos intermedios y los finales. También mejora la eficiencia operativa del proceso, asegura el cumplimiento de toda la normativa que le aplica y prolonga la vida útil de los equipos.

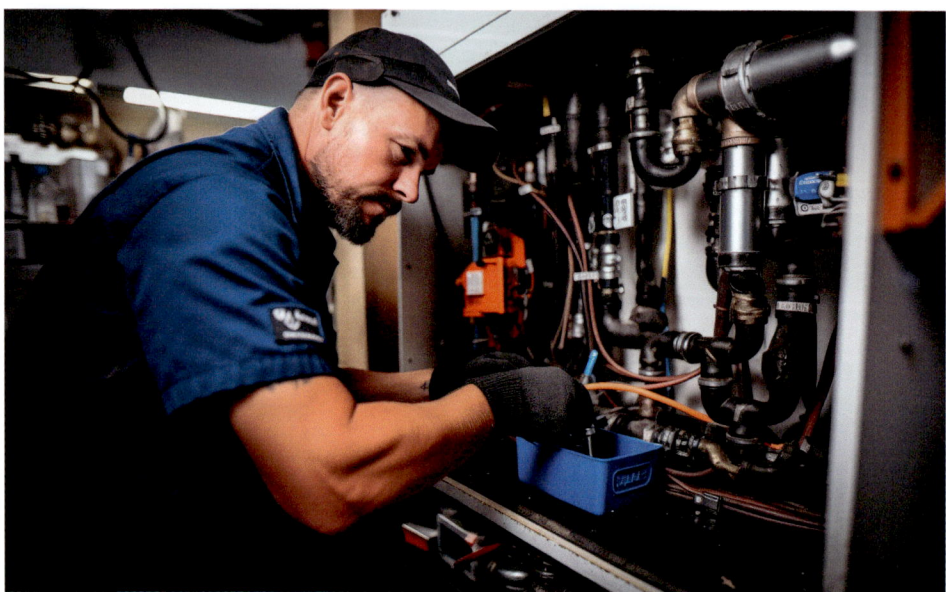

Figura 3.6. Es muy importante mantener un mantenimiento continuo de instalaciones, maquinaria y útiles en la industria alimentaria.

En la obtención de alimentos saludables, la construcción, el diseño y el emplazamiento de las instalaciones y los equipos influyen de forma decisiva en la seguridad de los productos finales. Los requisitos generales que deben cumplir las instalaciones son los mencionados en la Unidad 1, apartado 1.1.3., de este manual.

Un plan de mantenimiento integral debe incluir los siguientes componentes:

- Evaluación inicial y registro de equipos: es esencial llevar a cabo una evaluación inicial para identificar todos los equipos e instalaciones que requieren mantenimiento. Crear un registro detallado de cada equipo, incluyendo el modelo, número de serie, fecha de adquisición y especificaciones técnicas.

- Programación de mantenimiento preventivo: establecer un calendario de mantenimiento preventivo basado en las recomendaciones del fabricante y la experiencia operativa. Este programa debe incluir inspecciones regulares, limpieza, lubricación y ajustes necesarios para evitar fallos inesperados.

- Mantenimiento correctivo: definir procedimientos claros para abordar fallos y reparaciones no planificadas. Esto incluye la identificación de problemas, el análisis de causas raíz y la implementación de soluciones eficaces para prevenir recurrencias.

- Formación del personal: formar al personal en técnicas de mantenimiento, uso de herramientas y equipos, y procedimientos de seguridad. La formación continua asegura que el personal esté preparado para manejar tareas de mantenimiento de manera eficiente y segura.

- Documentación y registro: mantener un registro detallado de todas las actividades de mantenimiento realizadas, incluyendo fechas, trabajos realizados, piezas reemplazadas y resultados de las inspecciones. La documentación es crucial para evaluar la efectividad del plan y para auditorías regulatorias.

- Verificación: implantar un sistema de verificación continuo para evaluar el rendimiento del plan de mantenimiento. Esto puede incluir revisiones periódicas y auditorías internas para identificar áreas de mejora.

En la tabla siguiente se recoge un ejemplo de registro de control de plan de mantenimiento en una industria alimentaria.

Tabla 3.7. Ejemplo de registro del plan de mantenimiento de un APPCC

				R01
Plan de mantenimiento instalaciones y equipos				Mantenimiento preventivo y correctivo
Zona/equipo	Fecha	Incidencia/operación realizada	Persona o empresa responsable	Observaciones
Aquí aparecerá la instalación, el equipo, la maquinaria, el almacén, etc., Donde vamos a llevar a cabo las labores de mantenimiento				

3.2.4. Plan de abastecimiento de agua

El abastecimiento de agua de una empresa alimentaria debe garantizar que el origen y las instalaciones de suministro interno son los adecuados y que el agua utilizada en los establecimientos alimentarios es potable y no está contaminada.

Este plan está formado por todas las actividades orientadas a garantizar la salubridad del agua que se utiliza en el establecimiento. Todas las actuaciones deben estar dirigidas a cumplir el Real Decreto 3/2023, de 10 de enero, por el que se establecen los criterios técnico-sanitarios de la calidad del agua de consumo, su control y suministro, y de manera concreta su capítulo VI, donde se habla de la calidad del agua en la empresa alimentaria, con instalaciones adecuadas para su almacenamiento, distribución y control de temperatura, a fin de asegurar la inocuidad y la idoneidad de los alimentos, ya que el agua empleada en una industria alimentaria puede suponer una importante fuente de contaminación, dando origen a problemas no solo sanitarios, sino también tecnológicos.

Los usos del agua en la industria alimentaria son muy variados, usándose principalmente para operaciones de limpieza y desinfección de equipos y utensilios, para higiene del personal o como ingrediente en la elaboración de los diferentes alimentos.

Los suministros de agua, es decir, la captación de agua que hace la empresa alimentaria puede ser:

a) El agua se capta directamente de una red pública o privada de distribución.

b) El agua se capta de una red pública o privada y que cuenta con depósito intermedio antes del punto de cumplimiento (punto donde se toma el agua).

c) Empresa que capta el agua de una fuente propia de agua.

Como regla general en la industria alimentaria, la procedencia del agua utilizada es de la red pública por encontrarse, normalmente, cerca de los núcleos urbanos. En ocasiones con depósito intermedio, en ocasiones sin él, dependiendo normalmente del tamaño de la empresa.

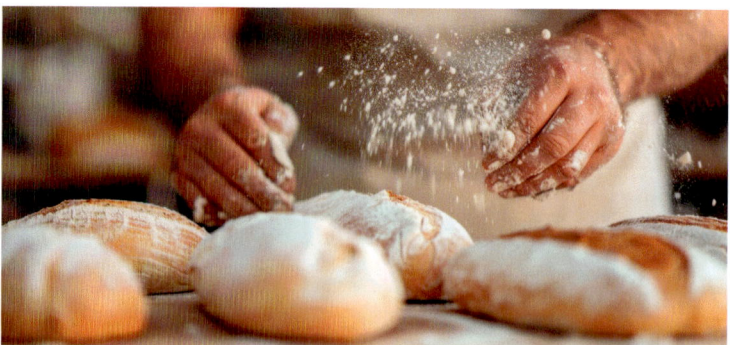

Figura 3.7. En industria alimentaria, se puede usar el agua como ingrediente en la elaboración de los diferentes productos.

© Ediciones Paraninfo

Respecto al agua procedente de la red, debe ser el municipio o la empresa suministradora quien se encargue de garantizar la potabilidad de la misma, pese a ello, la empresa deberá controlar de forma periódica el nivel de cloración de las aguas.

Las empresas alimentarias deben ser consideradas como consumidores que cuentan con una «instalación interior» y, como tales, tienen derecho a recibir el agua por parte del gestor del abastecimiento en perfecto estado sanitario, así como ser informados de cualquier incidencia o excepción que se produzca en su calidad. Por otra parte, las industrias alimentarias son responsables no solo de los tratamientos que le den al agua, sino de las adecuadas condiciones de su «instalación interior», de manera que no modifiquen las condiciones de potabilidad del agua suministrada.

En relación al control del agua, se realizarán análisis siempre al inicio de la actividad o cuando se modifiquen las instalaciones dentro de la empresa, tanto para los parámetros físico-químicos como microbiológicos según el Real Decreto 3/2023, de 10 de enero, por el que se establecen los criterios técnico-sanitarios de la calidad del agua de consumo, su control y suministro.

Todo laboratorio que realice alguna determinación en los controles previstos en el artículo 13 del citado Real Decreto 3/2023, de 10 de enero, por el que se establecen los criterios técnico-sanitarios de la calidad del agua de consumo, su control y suministro, debe estar dado de alta en SINAC (Sistema de Información Nacional de Agua de Consumo).

El análisis de control básico comprende los siguientes parámetros:

Tabla 3.8. Parámetros básicos en el control de agua en industria alimentaria

Análisis de control (puntos de salida)	
Olor	Sabor
Turbidez	Color
Conductividad	pH
Amonio	*Escherichia coli*
Coliformes	*Clostridium perfringens*
Cobre	Cloro residual (libre o combinado)

Una vez visto todo lo anterior, podemos concluir que este plan debe incluir, como mínimo, los siguientes registros y documentos:

■ Una descripción de cuál es la fuente de suministro y de los diferentes usos del agua en la empresa.

- Descripción, en el caso de que exista, del suministro de agua no potable.

- Descripción de los tratamientos a los que se somete el agua (si los hubiera).

- Plano del sistema de abastecimiento con sus elementos claramente identificados.

- Contrato de abastecimiento, ya sea con la red general de abastecimiento, o bien con la empresa externa.

- Autorización de uso de depósitos intermedios, cuando proceda.

- Descripción de los procedimientos del plan de limpieza, desinfección y mantenimiento de los elementos propios del sistema de abastecimiento.

- Descripción del programa de control analítico del agua que incluye la fecha del control, el punto de toma de muestras, los boletines de resultados analíticos y registros de determinaciones *in situ*, responsable, incidencias y acciones correctoras.

La siguiente tabla puede ser un ejemplo de registro del control diario de cloro que deberá realizarse en la industria alimentaria:

Tabla 3.9. Ejemplo de registro del plan de control de agua de un APPCC

Registro control de cloro					R01
Fecha	Punto de muestreo	Nivel de cloro	Acción correctora	Observaciones	Responsable
	Anotaremos los diferentes puntos de muestreo que deben existir en cada empresa alimentaria		En el caso de que el nivel de cloro supere los valores permitidos, anotaremos cuales han sido las acciones correctoras para darle solución		

3.2.5. Plan de trazabilidad

La trazabilidad en una empresa alimentaria es un proceso fundamental para garantizar la seguridad y calidad de los productos. Permite rastrear y seguir el recorrido de los alimentos a lo largo de toda la cadena de suministro, desde el origen de los ingredientes hasta el producto final. Este seguimiento detallado es esencial no solo para cumplir con las normativas regulatorias, sino también para asegurar la confianza del consumidor, gestionar de manera eficiente las retiradas de productos, si es necesario, y mejorar los procesos internos.

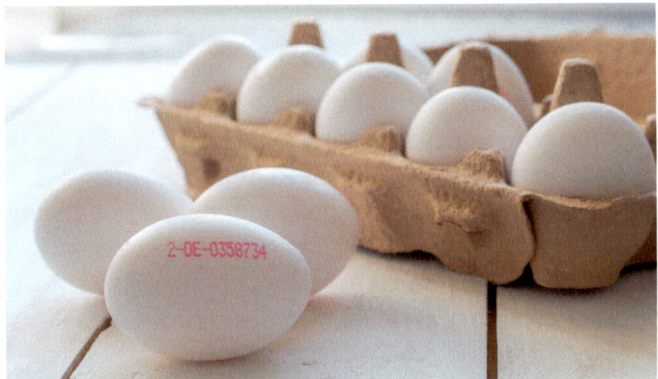

Figura 3.8. Trazabilidad en huevos.

La trazabilidad es crucial en la industria alimentaria por varias razones:

En cuanto a la seguridad alimentaria, nos permite identificar rápidamente la fuente de cualquier problema de contaminación o calidad, minimizando el riesgo para los consumidores.

En lo referido a la legislación vigente, muchas normativas requieren sistemas de trazabilidad para asegurar que las empresas puedan rastrear sus productos de manera efectiva.

En el caso de una retirada de un producto del mercado, un sistema de trazabilidad eficiente permite identificar y retirar rápidamente los productos afectados, reduciendo el impacto en la salud pública y en la reputación de la empresa.

Los consumidores están cada vez más interesados en conocer el origen de sus alimentos. La trazabilidad transparente puede mejorar la confianza y, por tanto, la lealtad hacia la marca.

Un plan de trazabilidad eficaz incluye varios componentes:

■ Cada producto y materia prima debe tener una identificación única. Esto puede incluir códigos de barras, etiquetas RFID o números de lote.

- Se deben tener registros detallados de cada etapa del proceso de producción, incluyendo la recepción de materias primas, procesamiento, empaquetado y distribución. La información debe ser precisa y estar disponible en tiempo real.

- Se utilizarán sistemas de gestión de la información que integren todos los datos de trazabilidad y permitan un acceso rápido y eficaz a la información.

- Se tiene que asegurar que todo el personal involucrado en el proceso de trazabilidad esté formado en los procedimientos y herramientas utilizados para garantizar la precisión y eficiencia del sistema.

- Es importante realizar auditorías periódicas y evaluaciones del sistema de trazabilidad para identificar áreas de mejora y asegurar el cumplimiento continuo de los estándares establecidos.

La implantación de un plan de trazabilidad en una industria alimentaria debe ser organizada, comenzando con una evaluación de las necesidades de trazabilidad de la empresa creando un plan detallado que incluya objetivos, recursos y un cronograma de implantación. Todo ello haciendo uso de las tecnologías adecuadas (escáneres, *software*, etc.). Se deberán establecer procedimientos claros en cada etapa (recepción de materia prima, procesos de elaboración, almacenamiento, etc.). Y todo ello partiendo de una buena formación del personal encargado de llevar a cabo el plan de trazabilidad.

Para facilitar la aplicación de lo anterior, un plan de trazabilidad en una empresa alimentaria se organiza en varios niveles que aseguran un seguimiento completo y detallado de los productos a lo largo de la cadena de suministro. Estos niveles permiten rastrear cada etapa del proceso, desde la recepción de materias primas hasta la distribución del producto final.

1) **Trazabilidad interna**

   a. Recepción de materias primas

      Este nivel se centra en el registro y control de las materias primas que entran a la empresa. Cada lote de materia prima debe ser identificado y registrado con detalles como:

      − Nombre del proveedor.

      − Fecha de recepción.

      − Número de lote.

      − Certificados de calidad y origen.

      Un ejemplo de este tipo de trazabilidad se daría en una fábrica de conservas de frutas que registra la recepción de frutas frescas, anotando el proveedor, la fecha de entrega y los certificados de calidad del lote.

Tabla 3.10. Ejemplo de registro de trazabilidad en la recepción de materias primas de un APPCC.

PLAN DE TRAZABILIDAD						Temperatura		Higiene Vehículo		R01 Recepción de MMPP Responsable		
Fecha Recepción	Producto	Cantidad	N° Lote	Fecha consumo preferente	Proveedor	Apto	No apto	Apto	No apto	Características organolépticas	Etiquetado	N° lote interno

b. Procesado de la materia prima

Durante el procesado y la producción, se debe seguir el recorrido de las materias primas a medida que se transforman en productos finales. Esto incluye:

- Registro de cada etapa del proceso (lavado, corte, cocción, envasado).
- Control de parámetros críticos (temperaturas, tiempos de cocción).
- Identificación de lotes de productos intermedios y finales.

Por ejemplo, en una planta de procesamiento de carnes, cada lote de carne que pasa por el proceso de cocción se registra con detalles sobre las temperaturas y tiempos de cocción, asegurando que se cumplan los estándares de seguridad alimentaria.

Tabla 3.11. Ejemplo de registro de trazabilidad en la producción de alimentos de un APPCC

Plan de trazabilidad		R02 parte de producción	
Producto		**Fecha**	
Cantidad		**Lote producción**	
Materias primas	**Cantidad**	**Lote**	
Observaciones			
Responsable del proceso			

c. Almacenamiento

Este nivel implica el control y registro de los productos almacenados antes de su distribución. Es importante mantener:

- Un inventario actualizado y el uso del sistema FIFO de almacenamiento.
- Condiciones de almacenamiento (temperatura, humedad, etcétera).
- Identificación clara de lotes.

2) Trazabilidad externa

a. Distribución y logística

En este punto, se hace un seguimiento de los productos desde el momento en que salen de la planta hasta que llegan a los distribuidores o puntos de venta, e incluye:

— Registro de salidas de productos.

— Información de transporte (empresa transportadora, condiciones de transporte).

— Destino y receptor de los productos.

b. Proveedores

La trazabilidad externa también abarca la relación con los proveedores de materias primas, como veremos en el siguiente punto del tema. Es fundamental:

— Mantener registros de los proveedores.

— Verificar y documentar la calidad de las materias primas recibidas.

— Establecer acuerdos de trazabilidad con los proveedores para asegurar el seguimiento de los lotes desde el origen.

3) Trazabilidad del producto final

a. Etiquetado

Cada producto final debe estar claramente identificado para facilitar su rastreo. Esta identificación incluye:

— Etiquetas con códigos de barras o QR.

— Información del lote, fecha de producción y fecha de caducidad.

— Detalles sobre los ingredientes y alérgenos.

Un ejemplo de este tipo de trazabilidad sería un fabricante de galletas que coloca etiquetas con códigos QR en cada paquete, permitiendo a los consumidores y a la empresa rastrear el origen de los ingredientes y la fecha de producción.

> ▶ **ACTIVIDAD PROPUESTA 3.1**
>
> Investiga en internet el significado de los números grabados en los huevos de gallina que compras en el supermercado y escribe un breve resumen explicando qué representan. ¿De qué tipo de trazabilidad crees que se trata?

b. Retirada del mercado

En caso de detectar un problema de seguridad o calidad, la empresa debe estar preparada para retirar los productos afectados del mercado. Por lo que debe ser capaz de tener:

— Procedimientos claros para la identificación y localización de los productos afectados.

— Comunicación efectiva con distribuidores y consumidores.

— Registros detallados para facilitar una retirada del producto eficaz.

> ▶ **ACTIVIDAD PROPUESTA 3.2**
>
> Busca información en internet sobre diferentes alertas alimentarias, elige una, plantea una serie de datos como las tiendas donde se ha distribuido ese producto, número de lote, fechas de envío, etc., y crea un procedimiento de retirada del producto que incluya los siguientes pasos:
>
> ▪ Identificación de los lotes afectados.
>
> ▪ Comunicación a los distribuidores y tiendas.
>
> ▪ Recogida de los productos afectados.
>
> ▪ Registro de los productos retirados y disposición segura.

3.2.6. Plan de proveedores

La gestión eficiente de proveedores es esencial para el éxito de cualquier empresa alimentaria. Los proveedores son la fuente de las materias primas que determinan la calidad del producto final en cada empresa alimentaria. Un plan de proveedores que esté bien estructurado nos va a asegurar que nuestros productos tienen la calidad necesaria y son seguros para los consumidores, además de que habrá una reducción de costes y de riesgos, siendo una empresa más eficiente y sostenible, y cumplirá con la normativa sanitaria vigente:

▪ Calidad del producto: la calidad de los productos finales depende directamente de la calidad de las materias primas suministradas. Un buen plan de proveedores garantiza que solo se utilicen productos de alta calidad.

▪ Cumplimiento normativo: las regulaciones sanitarias en la industria alimentaria son estrictas. Un plan de proveedores asegura que todos los suministros cumplan con los estándares legales y de seguridad alimentaria.

▪ Consistencia y sostenibilidad: mantener relaciones sólidas con proveedores confiables asegura la consistencia en el suministro de materias primas y contribuye a la sostenibilidad de las operaciones.

- Gestión de riesgos: un plan de proveedores bien gestionado ayuda a identificar y mitigar riesgos asociados con la cadena de suministro, tales como interrupciones, fluctuaciones de precios y problemas de calidad.

Como ya hemos dicho, este plan tiene como objetivo evitar que las materias primas que lleguen a la empresa, así como otros ingredientes adquiridos o material auxiliar, lo hagan en mal estado y, por tanto, supongan un peligro para la seguridad de los productos de la empresa.

Con este plan se va a asegurar la compra de materias primas y otros ingredientes, así como de material auxiliar, a proveedores autorizados, lo que incluye que recibamos todos esos productos en envases adecuados y que su transporte se haya hecho en condiciones idóneas.

En el proceso de homologación de proveedores deben participar representantes de los departamentos de la empresa que trabajen con ellos, es decir, deberá haber una representación de, al menos, los siguientes departamentos: compras, calidad, producción y almacén, entre otros. La homologación de proveedores no obliga a las empresas a comprar de manera obligatoria los productos de dicho proveedor: significa que la empresa puede comprarlos con la confianza y la seguridad de que son seguros. La condición mínima que se exige a todos los proveedores es que dispongan de un número de registro general sanitario de alimentos.

Una vez homologado el proveedor, debemos asegurarnos de que los acuerdos a los que se llegó inicialmente se mantienen a lo largo del tiempo. Para ello, nuestros proveedores pasarán una evaluación continuada que nos asegure que cumplen con los requisitos establecidos de forma permanente.

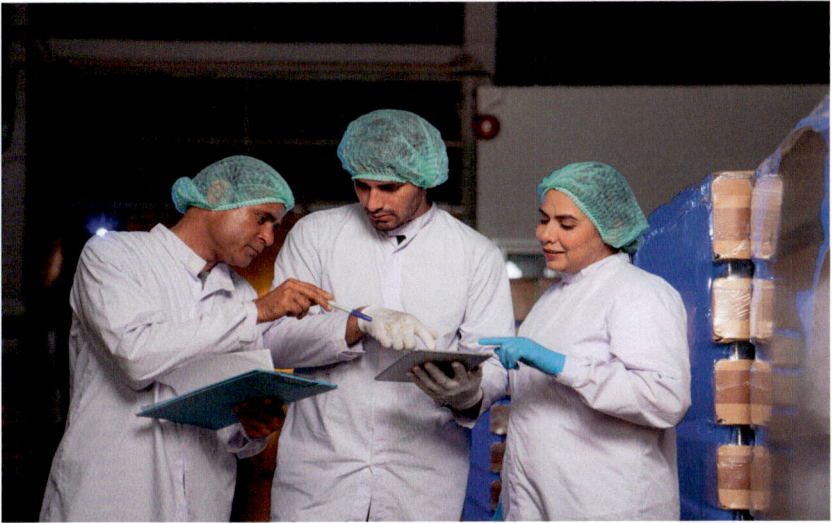

Figura 3.9. La homologación de proveedores es fundamental en la industria alimentaria.

© Ediciones Paraninfo

111

Por tanto, deberemos incluir en este plan:

- Un listado actualizado de los proveedores donde aparezca el nombre del proveedor, sus datos de contacto, los productos autorizados y la valoración que hemos hecho de ese proveedor.

- Una hoja de control de las materias primas, otros ingredientes y material auxiliar donde recojamos la fecha de recepción, el código que le hemos adjudicado, el resultado del control de recepción, descripción de la incidencia si existiese, medidas correctoras aplicadas y responsable.

- Un registro de verificación, donde anotaremos plan al que pertenece (plan de proveedores), persona responsable de la comprobación, resultado de esa comprobación, descripción de incidencias, acciones correctoras si las hubiese, persona responsable de llevar a cabo esas acciones correctoras.

- Una relación de los servicios subcontratados, como limpieza, transporte, distribución, etcétera.

▶ ACTIVIDAD PROPUESTA 3.3

En grupos, imaginad que cada componente del mismo forma parte de un departamento diferente de una empresa alimentaria dedicada a la elaboración de zumos naturales de frutas y que, entre todos, tenéis que homologar al proveedor de la fruta con la que elaboráis vuestro productos.

¿Qué criterios de evaluación consideráis más importantes para homologar a un proveedor?

Si tuvieseis que homologar al proveedor de envases, ¿seguiríais los mismo criterios de homologación?

▶ ACTIVIDAD PROPUESTA 3.4

Eres la persona responsable de calidad y seguridad alimentaria de una empresa que se dedica a la elaboración de tartas congeladas.

Crea los diferentes cuadros de registro para los siguientes planes del Análisis de Peligros y Puntos de Control Críticos (APPCC) teniendo en cuenta el tipo de empresa en la que trabajas: plan de formación, plan de limpieza y desinfección, y plan de mantenimiento, siguiendo las pautas descritas en la teoría.

Además, haz una descripción de cómo mantener los diferentes tipos de trazabilidad que existen en una empresa alimentaria (interna, externa, producto final).

Por último, identifica los puntos clave para ser registrados en cada plan y diseña un formato que permita llevar un registro adecuado de las acciones realizadas en cada uno de ellos.

3.3. Características del sistema APPCC (Análisis de Peligros y Puntos de Control Críticos)

3.3.1. Concepto de punto crítico, límite crítico, medidas de control y medidas correctivas

Para poder entender los conceptos que se utilizan en los sistemas de autocontrol, debemos hacer una definición clara de su significado.

El Codex Alimentarius recoge las siguientes definiciones:

Punto de control crítico (PCC): «etapa en la que el control puede aplicarse y es esencial hacerlo para prevenir, eliminar o reducir a niveles aceptables un peligro para la seguridad alimentaria».

El **límite crítico** es el «criterio, observable o medible, relativo a una medida de control en un PCC, que separa la aceptabilidad o inaceptabilidad del alimento».

Las **medidas de control o medidas preventivas** son: «toda medida o actividad que pueda aplicarse para prevenir o eliminar un peligro o para reducirlo a un nivel aceptable».

Por último, una **acción o medida correctora** es «toda medida que se toma cuando se produce una desviación, con el fin de restablecer el control, segregar y determinar el destino del producto afectado, si lo hubiera, y prevenir o reducir al mínimo la recurrencia de la desviación».

Además, otras definiciones importantes que debemos conocer son:

■ **Análisis de peligros**: «proceso de recopilación y evaluación de información sobre los peligros y las condiciones que los originan, para decidir cuáles son importantes para la inocuidad de los alimentos y, por tanto, planteados en el sistema APPCC».

■ **Control**: «condición en la que se están observando procedimientos correctos y se están cumpliendo los criterios».

■ **Desviación**: «situación existente cuando un límite crítico es incumplido».

■ **Diagrama de flujo**: «representación sistemática de la secuencia de fases u operaciones llevadas a cabo en la producción o elaboración de un determinado producto alimenticio».

■ **Fase**: «cualquier punto, procedimiento, operación o fase de la cadena alimentaria, incluidas las materias primas, desde la producción primaria hasta el consumo final».

- **Peligro**: «agente biológico, químico o físico presente en el alimento, o bien la condición en que éste se halla, que puede causar un efecto adverso para la salud».

- **Registros**: «soporte en el que se indican los datos obtenidos de la aplicación del APPCC, permiten dejar evidencia del control y resultados».

- **Validación**: «constatación de que los elementos del plan de APPCC son efectivos».

- **Verificación**: «aplicación de métodos, procedimientos, ensayos y otras evaluaciones, además de la vigilancia, para constatar el cumplimiento del plan de APPCC».

- **Vigilar**: «llevar a cabo una secuencia planificada de observaciones o mediciones de los parámetros de control para evaluar si un PCC está bajo control».

3.3.2. Principios del sistema APPCC

Los principios del sistema APPCC son las diferentes actividades que debemos realizar para establecer, aplicar y mantener un plan APPCC. Para ello, son necesarias siete actividades distintas, que en el Codex Alimentarius se denominan «los siete principios»:

1. Realizar un análisis de peligros.

2. Determinar los PCC (puntos de control críticos).

3. Establecer los límites críticos.

4. Establecer los límites de vigilancia de PCC.

5. Establecer medidas correctivas.

6. Establecer el sistema de verificación.

7. Establecer el sistema de documentación y registro.

1. Realizar un análisis de peligros

Para realizar un análisis de peligros debemos seguir dos pasos primordiales; el primero será enumerar todos los peligros, es decir, hacer una lista con todos los peligros que podrían darse en cada fase del proceso. Esta lista deberá ser real y posible de manera razonable para no tener un listado de peligros sobredimensionado. Y el segundo será analizar los peligros para identificar aquellos que debamos eliminar o reducir a niveles aceptables para producir alimentos inocuos.

Para realizar este listado de peligros, tenemos que tener en cuenta cuáles son las etapas del proceso de elaboración de cada producto, por lo que habremos creado anteriormente un diagrama de flujo del proceso.

Un ejemplo de diagrama de flujo podría ser el de la elaboración de salchichón:

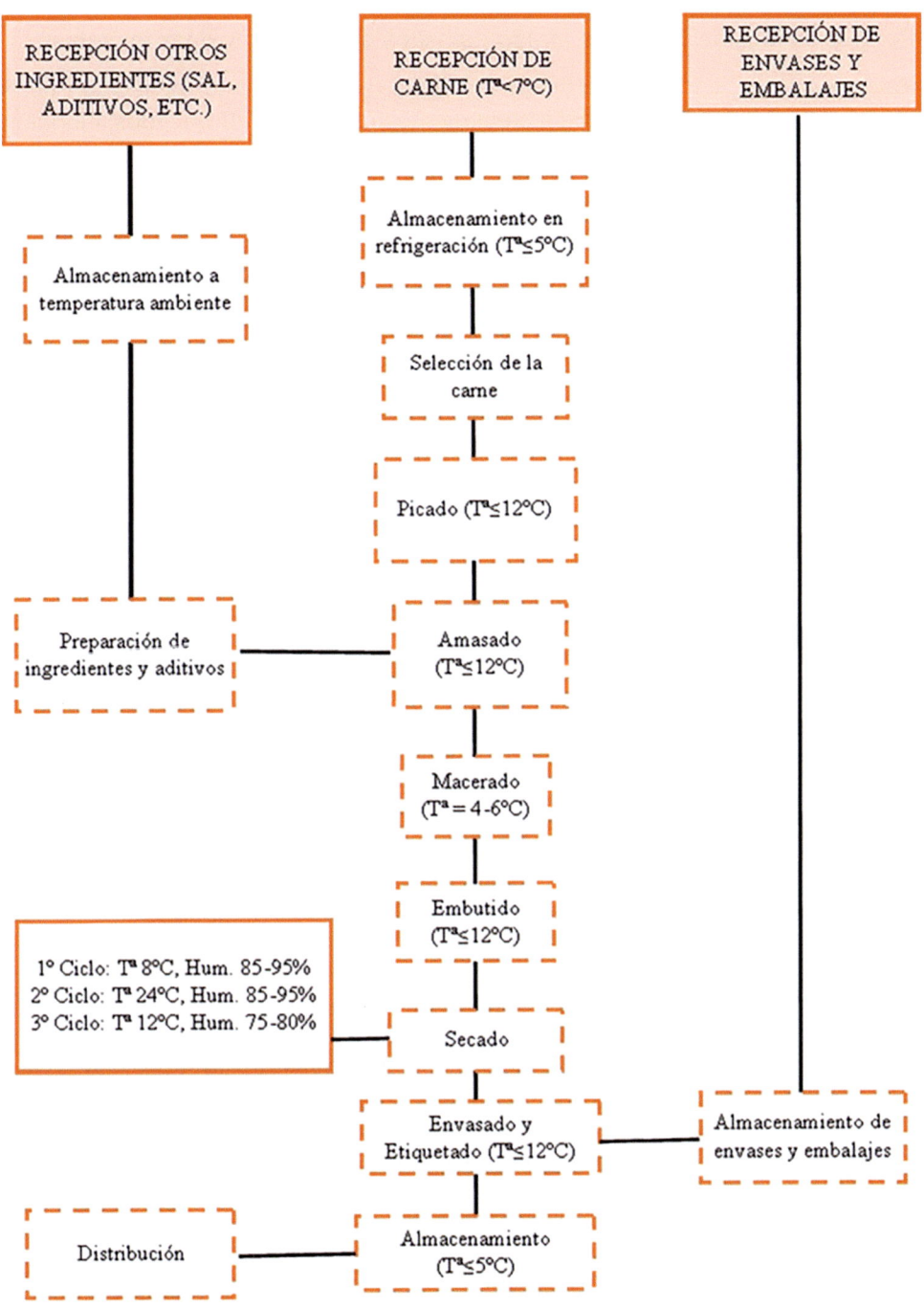

Figura 3.10. Ejemplo de diagrama de flujo para la elaboración de salchichón.

Sobre nuestro diagrama de flujo haremos el listado de peligros que afectan al proceso. Recordemos que los peligros se clasifican en:

- Peligros biológicos: bacterias, virus y parásitos patógenos, toxinas microbianas.

- Peligros químicos: toxinas naturales de origen vegetal o animal, pesticidas, herbicidas, antibióticos, promotores del crecimiento, aditivos no autorizados, lubricantes y tintas, desinfectantes u otros contaminantes de origen industrial.

- Peligros físicos: fragmentos de vidrio, plástico, metal y madera u otros objetos que puedan causar daño físico al consumidor.

Ejemplos de algunos de los peligros que pueden aparecer en la elaboración del salchichón se reflejan en las siguientes tablas. En ellas, podemos ver qué etapa del proceso estamos analizando, qué peligro o peligros podemos encontrar en esa etapa y de qué tipo de peligro se trata y, además, se ha añadido una columna en la que se destaca el punto del APPCC donde podemos controlar ese peligro.

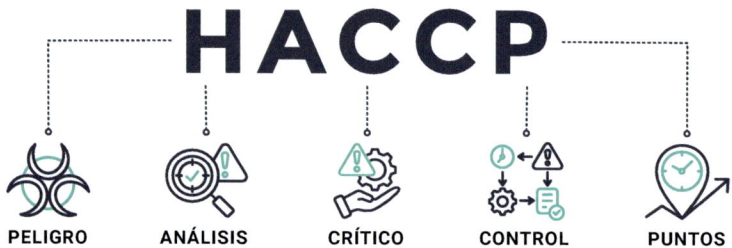

Figura 3.11. Significado en inglés de las siglas HACPP (APPCC, Análisis de Peligros y Puntos de Control Críticos).

Tabla 3.12. Ejemplos de peligros biológicos que pueden aparecer en la elaboración de salchichón

Peligros biológicos y controles en la elaboración de salchichón		
Etapa del proceso	**Peligro identificado**	**Controlado en**
Recepción de carne	Proliferación microbiana por temperaturas inadecuadas durante el transporte (rotura de la cadena de frío).	■ Plan de control de proveedores. ■ Realización del transporte en adecuada temperatura de mantenimiento del producto.
Almacenamiento a temperatura no regulada	Alteración de las características físicas, químicas y/o microbiológicas de los productos por excesivo tiempo de almacenamiento: vencimiento de su caducidad y/o fecha de consumo preferente, o falta de identificación.	■ Rotación adecuada de los productos almacenados (sistema FIFO). ■ Identificación de los productos con la fecha de recepción.

Peligros biológicos y controles en la elaboración de salchichón		
Etapa del proceso	Peligro identificado	Controlado en
Picado, amasado y embutido	Contaminación microbiana por deficiente higiene de los útiles de corte, equipos y demás superficies en contacto con los alimentos, y/o el personal manipulador.	■ Cumplimiento del plan de L+D establecido. ■ Realización de unas BPEM.
Secado	Contaminación microbiológica por deficiente higiene de los secaderos/ bodegas.	■ Cumplimiento del plan de L+D establecido.

Tabla 3.13. Ejemplos de peligros químicos que pueden aparecer en la elaboración de salchichón

Peligros químicos y controles en la elaboración de salchichón		
Etapa del proceso	Peligro identificado	Controlado en
Preparación de ingredientes	Adición excesiva de nitritos o no adición de nitritos	■ Seguimiento de las BPEM por parte del personal manipulador.

Tabla 3.14. Ejemplos de peligros físicos que pueden aparecer en la elaboración de salchichón

Peligros físicos y controles en la elaboración de salchichón		
Etapa del proceso	Peligro identificado	Controlado en
Preparación de ingredientes	Contaminación física de las materias primas por esquirlas procedentes de los equipos (picadora) y/o utensilios de corte	■ Mantenimiento preventivo de equipos y útiles de corte. ■ Seguimiento de las buenas prácticas de manipulación (BPEM) por parte del personal manipulador.
Selección de la carne	Contaminación física de las materias primas (carne) por esquirlas procedentes de los utensilios de corte y/o superficies de trabajo	■ Mantenimiento preventivo de superficies y útiles de corte. ■ Seguimiento de las buenas prácticas de manipulación (BPEM).

Una vez que hemos definido cuáles pueden ser los peligros a los que nos enfrentamos en la producción de, en este ejemplo, el salchichón, debemos valorar el significado o importancia de cada uno de ellos, considerando su probabilidad de aparición y la gravedad de sus consecuencias en el caso de aparecer. Es decir, realizar el análisis de peligros del que hablábamos al principio.

La probabilidad de aparición de un peligro se puede clasificar en una escala como la que sigue:

- Baja: el peligro es improbable.

- Media: el peligro podría ocurrir.

- Alta: el peligro es probable.

Por otro lado, como ya hemos dicho, la gravedad de un peligro se refiere a las posibles consecuencias si el peligro se materializa. Esta también se puede clasificar en:

- Baja: consecuencias menores.

- Media: consecuencias moderadas, como enfermedades leves.

- Alta: consecuencias graves, como enfermedades severas.

En función de estas dos escalas, podemos construir lo que se conoce como una matriz de riesgo que es una herramienta que combina la probabilidad de aparición y la gravedad del peligro para determinar el nivel de riesgo.

Un ejemplo de matriz de riesgo puede ser el siguiente, donde «S» se refiere a un peligro «significativo» y «NS» a un peligro «no significativo»:

Tabla 3.15. Ejemplo de matriz de riesgo usada para el análisis de peligros en un APPCC

Probabilidad/gravedad	Baja	Media	Alta
Alta	S	S	S
Media	NS	S	S
Baja	NS	NS	S

En las siguientes tablas, se muestran los peligros significativos que aparecen una vez aplicada la matriz de riesgo para los peligros químicos, físicos y biológicos que se han detectado en la producción de salchichón que hemos tomado como ejemplo para explicar el tema actual.

Tabla 3.16. Ejemplo 1 de un análisis de peligros en el proceso de elaboración de salchichón

Fase	Peligros	Medidas preventivas	Análisis de peligros										Observaciones
			Probabilidad			Gravedad			Significancia			
			B	M	A	B	M	A	Sí	No		
Carnes	**Biológicos:** Contaminación microbiológica elevada en origen.	Plan de control de proveedores. BPEM durante el almacenamiento y manipulación de estos alimentos.		•			•		•			Seguir las pautas establecidas en el plan de control de proveedores minimizará la probabilidad de aparición de estos productos.

Tabla 3.17. Ejemplo 2 de un análisis de peligros en el proceso de elaboración de salchichón

Fase	Peligros	Medidas preventivas	Análisis de peligros										Observaciones
			Probabilidad			Gravedad			Significancia			
			B	M	A	B	M	A	Sí	No		
Picado Amasado Embutido	**Físicos:** Contaminación física por esquirlas procedentes de los equipos, útiles y/o carros.	Mantenimiento preventivo de carros y equipos. Comprobación del correcto funcionamiento del detector de metales.		•			•		•			El seguimiento del plan de mantenimiento preventivo establecido se considera suficiente para eliminar o reducir este peligro hasta niveles tolerables.

Tabla 3.18. Ejemplo 3 de un análisis de peligros en el proceso de elaboración de salchichón

		Proceso de elaboración									
			Análisis de peligros								
Fase	Peligros	Medidas preventivas	Probabilidad			Gravedad			Significancia		Observaciones
			B	M	A	B	M	A	Sí	No	
	Químicos:										
Preparación de ingredientes	Adición excesiva de nitritos.	Seguimiento de las buenas prácticas de manipulación (BPEM) por parte del personal manipulador.	●				●			●	Seguir las pautas establecidas en el adiestramiento y formación del personal manipulador en la ejecución de las BPEM se considera suficiente para eliminar o reducir este peligro hasta niveles aceptables.
	No adición de nitritos.		●					●	●		

Tabla 3.19. Ejemplo 4 de un análisis de peligros en el proceso de elaboración de salchichón

		Proceso de elaboración									
			Análisis de peligros								
Fase	Peligros	Medidas preventivas	Probabilidad			Gravedad			Significancia		Observaciones
			B	M	A	B	M	A	Sí	No	
	Biológicos:										
Amasado	Contaminación cruzada por ingredientes alergenos de otras preparaciones.	Plan de L+D de equipos y utensilios.		●			●		●		Para evitar la contaminación cruzada se realiza siempre al iniciar o al finalizar la elaboración del resto de productos usando utensilios limpios y desinfectados.

2. Determinar los PCC (puntos de control críticos)

A partir de los peligros identificados en el primer punto que acabamos de ver, en este segundo punto deberemos determinar cuáles son los puntos de control críticos donde deberemos aplicar algún tipo de tratamiento para eliminar o detener los peligros analizados en el punto anterior.

Uno de los procedimientos para determinar si los peligros significativos (identificados como medio, alto o crítico) son PCC es el árbol de decisiones (establecido en el Codex Alimentarius). Este consiste en una secuencia lógica de preguntas que deben contestarse, con sentido común y flexibilidad, teniendo en cuenta el proceso de fabricación en conjunto. La respuesta a cada pregunta conduce al equipo por un determinado camino en el árbol hasta concluir si una fase del proceso se debe considerar o no como PCC.

Este árbol de decisiones se aplicará a los peligros significativos que aparezcan en el Análisis de Peligros para poder determinar si son o no PCC. Ver Figura 3.12, en la página 122.

A modo de ejemplo, vamos a analizar algunos peligros encontrados en la elaboración del salchichón para determinar si son o no puntos de control críticos (PCC):

Tabla 3.20. Ejemplo de un cuadro de determinación de PCC en la elaboración de salchichón

Determinación de PCC						
Ingrediente/ proceso	Peligro	P1	P2	P3	P4	PCC
Carnes	Contaminación microbiológica.	No aplicable: plan de control de proveedores.				
Picado, amasado, embutido	Esquirlas de los equipos utilizados en el despiece o proceso de fabricación.	SÍ	SÍ	-	-	SI
Preparación de ingredientes	No adición de nitritos	SÍ	SÍ	-	-	SI
Amasado	Contaminación cruzada por ingredientes alergenos de otras preparaciones.	SÍ	NO	NO	-	NO

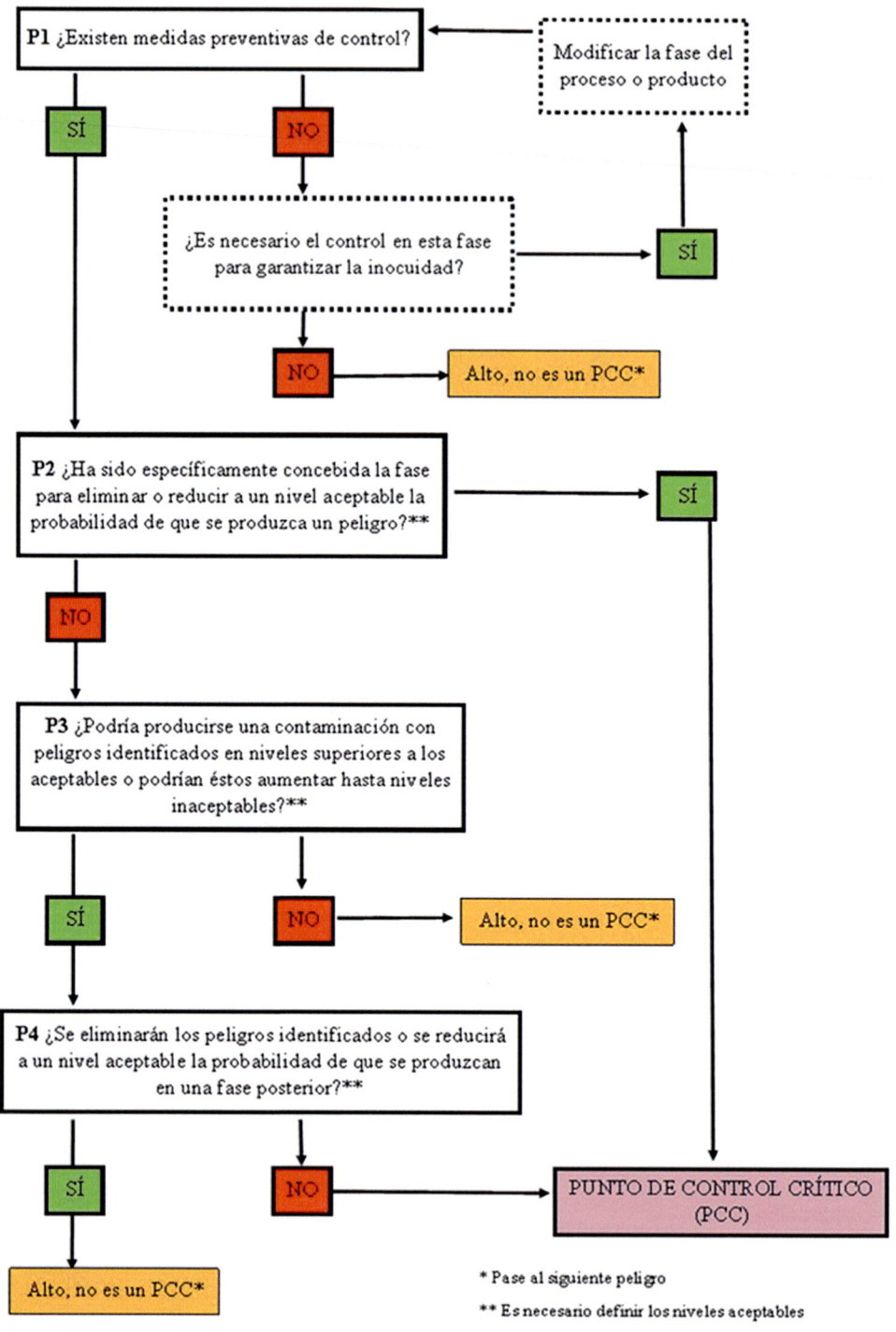

Figura 3.12. Ejemplo de un árbol de decisiones.

3. Establecimiento de los límites críticos

Un límite crítico es el criterio que separa lo aceptable de lo inaceptable. Con ello valoraremos si se están produciendo alimentos seguros mediante el control de los PCC; para cada uno de ellos vamos a establecer uno o más límites críticos.

Los límites críticos deben estar basados en parámetros cuantitativos medibles, como pueden ser la temperatura, el tiempo, la actividad de agua, el pH o las dimensiones del producto. En el caso de criterios cualitativos, estos se evaluarán de manera objetiva como el color, el olor o la etiqueta.

Si existen valores legales ya fijados, tomaremos estos como límites críticos, como, por ejemplo, las temperaturas mínimas y máximas para la conservación de los productos en las diferentes fases de producción.

4. Establecimiento de sistemas de vigilancia de los PCC

Se deberán establecer unos procedimientos de vigilancia en cada punto de control crítico para saber si este se encuentra bajo control.

Los procesos de vigilancia deben ser muy claros y específicos y deben determinar:

- QUÉ se va a vigilar.
- CÓMO se va a realizar la vigilancia.
- CUÁNDO o con qué frecuencia se va a realizar.
- QUIÉN va a realizarla. Las personas responsables de la vigilancia deberán recibir la formación adecuada para llevar a cabo esta función.

5. Establecimiento de medidas correctivas

Las medidas correctivas se deben tomar cuando los resultados de la vigilancia de los puntos de control críticos muestren que los mismos han superado los límites establecidos para cada uno de ellos.

Para poder llevar a cabo de manera exitosa estas medidas correctivas, estas deberán ser claras y específicas, y además incluirán la forma de identificación del producto afectado, instrucciones sobre qué hacer para controlar de nuevo ese PCC e instrucciones sobre qué hacer para que no vuelva a ocurrir esa desviación o pérdida de control.

6. Establecimiento de un sistema de verificación

Además de vigilar los puntos críticos del proceso, deberemos establecer unos criterios de verificación para asegurarnos que nuestro plan APPCC funciona correctamente aplicando diferentes métodos, procedimientos y evaluaciones, como pruebas de laboratorio, la calibración de equipos de medida o las propias auditorías de APPCC.

7. Establecimiento de un sistema de documentación y registro

Todos los puntos que acabamos de explicar deberán quedar correctamente documentados como prueba de que nuestro plan APPCC se está aplicando de la manera correcta y, por tanto, nuestros alimentos son seguros.

Esta documentación, generalmente, estará diseñada en forma de fichas donde se anotarán todos los controles efectuados, las acciones correctoras, el producto afectado (número de lote), fecha en que se ha detectado, responsables, etcétera.

Continuando con el ejemplo de la elaboración del salchichón que hemos visto hasta ahora, en el página siguiente, aparece un cuadro de gestión en el que se reflejan estos últimos principios del APPCC.

▶ ACTIVIDAD PROPUESTA 3.5

Imagina que trabajas en la fábrica que elabora los salchichones del ejemplo que hemos ido desarrollando hasta ahora. Aplica los siete principios del Análisis de Peligros y Puntos de Control Críticos (APPCC) con el objetivo de garantizar la inocuidad de los productos. Identifica los posibles riesgos para la seguridad alimentaria en cada una de las etapas de la producción del salchichón que faltan en el ejemplo, establece las medidas preventivas y correctivas, y determina los puntos críticos de control que faltan y sus límites para asegurar la calidad y salubridad de los productos finales.

Tabla 3.21. Ejemplo de cuadro de gestión para la elaboración de salchichón

Cuadro de gestión						
Fase	Peligros	Medidas preventivas	Límite crítico	Vigilancia	Medidas correctoras	Registros
Preparación de ingredientes	No adición de nitritos.	Seguimiento de las BPEM por parte del personal manipulador.	Ausencia parcial o total de nitritos.	Control diario de adición de nitritos. Responsable: Dpto. Calidad.	Adición de la sal.	Control de adición de sal nitrificante.
Picado, Amasado Embutido	Esquirlas de equipos utilizados en el despiece o proceso de fabricación.	Mantenimiento preventivo de los equipos. Comprobación periódica del funcionamiento del detector de metales.	Ausencia total de metales.	Control en cada elaboración. Responsable: Dpto. Calidad y Encargado de embutido.	Todo el producto pase por el detector de metales.	Control de detector de metales. Incidencias del detector de metales.

3.3.3. Fases del sistema APPCC

Para poder aplicar de manera correcta los siete principios del APPCC debemos pasar primero por una serie de fases que son las siguientes:

1. Creación del equipo APPCC.

2. Descripción del producto, su preparación y elaboración.

3. Identificar el uso al que ha de destinarse el producto.

4. Crear un diagrama de flujo del producto.

5. Confirmar el diagrama de flujo *in situ*.

6. Realizar un esquema de planta que incluya el movimiento de materiales y personal en la instalación.

7. Aplicar los siete principios.

El **equipo APPCC** estará formado por un conjunto de personas multidisciplinar que incluirá personal que esté directamente involucrado en las actividades de proceso y esté familiarizado con las operaciones que se llevarán a cabo, su variabilidad y sus limitaciones. En ocasiones, la empresa no dispone de las personas cualificadas para esta responsabilidad, por lo que se recurre a empresas externas para llevar a cabo el plan APPCC. En el caso de empresas pequeñas con limitaciones de personal, este equipo lo formará una sola persona con la suficiente formación (Codex Alimentarius).

Las personas participantes en la elaboración del plan APPCC deben estar contempladas en la documentación donde se indicará el cargo que desempeñan en la empresa y la formación que han recibido al respecto. Revisarán al menos una vez al año la situación de implantación y funcionamiento del plan APPCC en la empresa mediante auditorías internas.

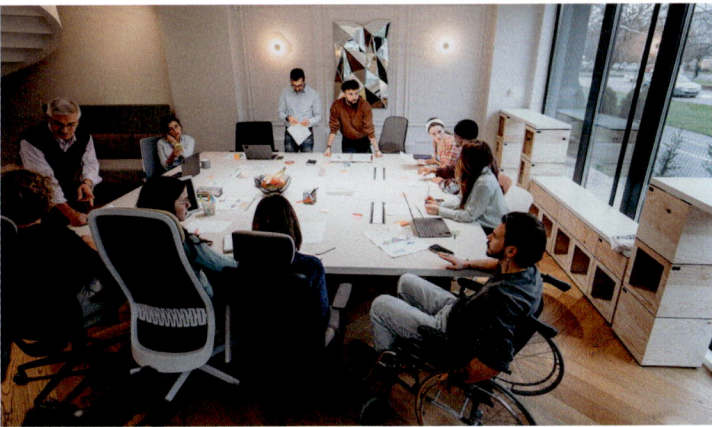

Figura 3.13. El equipo APPCC participa en la elaboración del plan APPCC.

En la **descripción del producto** incluiremos:

- Nombre del producto.
- Ingredientes y composición.
- Características de seguridad del producto terminado. Características finales del producto.
- Proceso y tecnología utilizados para su elaboración, indicando cuáles son y cómo se llevan a cabo.
- Tipo de envasado y formato indicando como es el envasado y qué formatos se comercializa. Todo el material de envasado será apto para uso alimentario.
- Condiciones de almacenamiento, distribución y vida útil del producto: importante si el alimento necesita condiciones especiales de almacenamiento (refrigeración, congelación, duración...).
- Uso esperado y población consumidora, haciendo especial hincapié en segmentos sensibles de la población, como ancianos, niños, diabéticos, etc., o grupos de población de riesgo: celíacos, alérgicos al huevo, etcétera.

El **diagrama de flujo** representa, de manera, gráfica la secuencia de fases u operaciones llevadas a cabo en la producción o elaboración de un producto alimenticio. El diagrama de flujo del ejemplo que estamos tratando se ha estudiado en el apartado 3.3.2. de esta Unidad 3.

Muchas veces, para desarrollarlo, basta con recorrer desde el principio (zona de recepción) el proceso en el mismo orden en el que el producto es elaborado hasta la zona de expedición donde este termina, observando lo que ocurre en cada zona, escuchando y hablando con el personal. Es muy importante realizar después la **confirmación *in situ*** del mismo para comprobar que lo escrito refleja la realidad de la empresa.

Es importante anotar de manera escrupulosamente detallada todo lo posible para así poder identificar posibles peligros sin que se nos sobrecargue el plan con puntos que no son importantes. No debemos olvidar incluir todas las etapas y los productos que se incorporan al proceso en el orden correcto.

Por último, es importante desarrollar un **esquema de las instalaciones** y detallar todos los recorridos que hacen las distintas materias primas y aditivos y el resto de materiales (envases, embalajes, etc.) hasta que obtenemos el producto final, así como los recorridos en los que participa el personal. Estos planos deben tener identificadas las diferentes zonas de trabajo y los equipos más relevantes, de forma que sea posible seguir los movimientos tanto de alimento como de personal dentro de las instalaciones. Esto nos va a permitir conocer cuáles son las áreas más sucias y posibles focos de contaminación, o estudiar rutas de eliminación de residuos, por ejemplo, lo cual será de utilidad en el análisis de peligros.

A partir de este punto, desarrollaremos los siete principios del APPCC que hemos explicado en el punto anterior.

3.3.4. Elaboración de un plan APPCC

Una vez que el plan APPCC está diseñado y aprobado por la empresa, llega el momento de su implantación o, dicho de otra manera, su puesta en práctica.

Para implantar de manera efectiva un sistema APPCC en una industria no solo hay que diseñar el sistema de autocontrol, sino que se debe disponer de los medios necesarios para llevarlo a cabo y, además, todas las personas que día tras día van a trabajar en su seguimiento y supervisión deberán tener la formación adecuada para actuar correctamente en cada momento y en cada toma de decisiones.

Cada empresa establecerá un método para revisar el plan cuando sea necesario, definiendo cómo y cuándo se realizará, aunque cuando se produzca cualquier tipo de cambio que sea relevante en la actividad de la empresa, como pueden ser cambios en el proceso productivo, cambios en el producto, en la materia, en el uso esperado del producto, en las propias instalaciones o en el programa de limpieza y desinfección, esta revisión será obligatoria.

En estos casos, se revisará el plan APPCC, anotando esos cambios en los apartados que correspondan y comprobando el análisis de peligros en función de las nuevas circunstancias. Si este se viera afectado, se realizarán los ajustes necesarios en el resto del plan.

Todos los registros generados en el plan APPCC se conservarán durante un mínimo de un año, a partir de la fecha de consumo preferente/caducidad de los productos. Las autoridades podrán controlar de manera periódica, mediante auditorías, la implantación y aplicación práctica del plan APPCC para constatar que las actividades y los resultados registrados se ajustan a lo establecido en la documentación y son los adecuados para alcanzar el objetivo de producir alimentos libres de contaminantes. La empresa estudiará las causas de las desviaciones identificadas, estableciendo las acciones correctoras correspondientes, que deberán ser aprobadas por las autoridades competentes.

3.4. Reconocimiento de las normas implantadas en el sector alimentario

3.4.1. Análisis de las normas BRC e IFS

IFS son las siglas de *International Food Standard*. Se trata de una norma de origen europeo, desarrollada en mayor medida por asociaciones de distribuidores de Alemania, Francia e Italia, aunque ya en la actualidad se aplica en la mayor parte de la Unión Europea, incluida España.

La norma **IFS** se creó para lograr una evaluación común en Europa de la seguridad alimentaria de los proveedores y sus sistemas de calidad, debido al aumento de requisitos legales y a la globalización en la distribución de los productos alimentarios. La norma se aplica a cualquier empresa alimentaria que exporte sus productos a países como Italia, Holanda, Alemania y Francia.

- **IFS** se aplica a todo el proceso de producción y manipulación de alimentos y va dirigido a cualquier empresa dentro del sector alimentario dedicada a la fabricación de productos con excepción de la producción primaria:

- **IFS** *Food:* audita empresas que fabrican alimentos o envasan productos alimentarios a granel.

- **IFS** *Logistic:* para empresas de transporte de alimentos, distribución o almacenamiento.

- **IFS** *Packaging Guideline:* para empresas que se dediquen al envasado de productos.

- **IFS** *Cash & Carry:* para autoservicios mayoristas.

- **IFS** HPC: para empresas de productos para el hogar y cuidado personal.

- **IFS** *Broker:* para empresas especializadas en importación.

Para obtener el certificado IFS, lo primero que hay que hacer es recurrir a empresas especializadas para que realicen la consultoría y la implantación de la norma en la empresa. Una vez implantada, una empresa certificadora deberá realizar una auditoría en la empresa para que esta pueda obtener el certificado.

Estas auditorías se realizan de forma anual, de modo que de un año para otro se puede perder la certificación IFS. En España, desde el 1 de octubre de 2023 está implementada la versión 8 del estándar IFS *Food,* que comenzó a ser obligatoria el pasado 1 de enero de 2024.

Los requisitos de la certificación IFS se dividen en varios capítulos:

- Responsabilidad de la dirección.

- Sistema de gestión de calidad y seguridad alimentaria.

- Gestión de los recursos, planificación y proceso de producción.

- Medición, análisis, mejoras.

- Inspecciones externas.

En cada uno de estos capítulos aparecen una serie de requisitos que hay que cumplir. Estos requisitos, llamados auditables, son puntuados por el auditor en función de su nivel de cumplimiento:

A: En el caso de que se produzca un total cumplimiento del requisito.

B: En el caso de que exista algún aspecto de menor importancia que no garantice que se cumple en su totalidad el requisito auditado.

C: Si cumple solamente de forma parcial el requisito.

D: Si demuestra que no se garantiza el cumplimiento de la estándar.

Por otro lado, existen los requisitos KO, los cuales hacen que no se supere la auditoría si no se cumplen.

El certificado IFS se obtendrá con los siguientes resultados:

- Si se supera el 75 % de los requisitos que la norma exige, se obtiene el certificado **IFS.**

- Si se alcanza el 95 % de los requisitos que la norma exige, se obtiene el nivel superior **IFS.**

La norma **BRC** (*British Retail Consortium*) para alimentos fue una de las primeras normas voluntarias en todo el mundo y tiene como objetivo asegurar que sus proveedores cumplen con los requisitos legales de sus productos y asegurar el más alto nivel de protección de sus clientes y consumidores.

BRC es un estándar de calidad que se utiliza con objeto de evaluar a los proveedores de producto alimentario de marca blanca o marca del distribuidor. En España, el estándar más implantado es el **BRC** *Food*. Actualmente y desde el 1 de febrero de 2024 está implementada la versión 9 de **BRC** *Food*.

Las características de este estándar son:

- La norma requiere la implantación de un sistema APPCC.
- El establecimiento de elementos de gestión.
- La implantación de unos prerrequisitos muy detallados sobre el entorno de trabajo.
- El control del producto.
- Los procesos de producción.
- El personal.

La norma **BRC** se divide en siete secciones y cada una de ellas especifica, en cada uno de sus apartados, los requisitos que se necesitan cumplir para obtener la certificación, identificando cuáles son los considerados fundamentales para asegurar la seguridad y la integridad del producto. La norma ha señalado diez requisitos fundamentales, de manera que un fallo grave en uno de ellos supone la no certificación de la empresa.

El nivel de certificación que se consiga dependerá del juicio objetivo del auditor en función de la severidad y el riesgo en base a las evidencias encontradas durante la auditoría.

Tabla 3.22. Puntuación de ítems para la norma BRC

Nivel de certificado	Fundamental	Crítica	Mayor	Menor	Frecuencia
A				10 o menos	12 meses
B			2 o menos		12 meses
B				11-20	12 meses

Nivel de certificado	Fundamental	Crítica	Mayor	Menor	Frecuencia
C		1			6 meses
C			3 o más		6 meses
C				21 o más	6 meses
D	1 o más				No se certifica

3.4.2. Normas ISO

Las normas ISO (Organización Internacional de Normalización) son un conjunto de estándares internacionales que aseguran la calidad, seguridad y eficiencia de productos, servicios y sistemas. En el ámbito alimentario, las normas ISO son fundamentales para garantizar que los alimentos que consumimos sean seguros y de alta calidad.

Las normas ISO en el sector alimentario abarcan una variedad de aspectos que incluyen la gestión de la calidad, la seguridad alimentaria, el etiquetado y el análisis de peligros. Estas normas son desarrolladas por comités técnicos de expertos internacionales que trabajan en conjunto para crear estándares que puedan ser aplicados globalmente. En Europa y España, la adopción de estas normas ha sido crucial para mantener la competitividad en el mercado global y asegurar la confianza del consumidor.

Las normas ISO básicas implementadas en la industria alimentaria son:

- **Norma ISO 22000 de Seguridad Alimentaria** es una norma específica para la gestión de la seguridad alimentaria. Es, también, un estándar internacional que define los requisitos que debe cumplir un sistema de gestión de seguridad alimentaria para asegurar la inocuidad de los alimentos a lo largo de toda la cadena alimentaria desde la «granja hasta la nevera». Esta norma integra los principios del sistema APPCC (Análisis de Peligros y Puntos de Control Críticos) y combina elementos clave de la norma ISO 9001. Los requisitos incluyen la comunicación interactiva, la gestión del sistema, programas de prerrequisitos y los principios del APPCC. Esta norma ayuda a las organizaciones a identificar, evaluar y controlar los peligros que pueden afectar la seguridad de los alimentos. Desde su publicación, la norma ISO 22000 ha sido adoptada por numerosas empresas alimentarias en Europa y España. Esta norma no solo mejora la seguridad de los alimentos, sino que también facilita el comercio internacional al proporcionar un marco común para la gestión de la seguridad alimentaria. Las empresas certificadas bajo la ISO 22000 pueden demostrar a sus clientes que tienen un sistema eficaz para gestionar la seguridad alimentaria.

- **Norma ISO 9001 de Sistemas de gestión de la calidad** es una de las más conocidas y aplicadas en diversos sectores, incluido el alimentario. Esta norma se centra en la gestión de la calidad y establece los criterios para un sistema de gestión de calidad eficaz. Se basa en varios principios de gestión de calidad, incluido un fuerte enfoque en el cliente, la motivación y la implicación de la alta dirección, el enfoque por procesos y la mejora continua. Esta norma requiere que las organizaciones definan claramente sus procesos de producción y control, establezcan objetivos de calidad y realicen auditorías internas para asegurarse de que los sistemas están funcionando correctamente. En el sector alimentario, esto significa que, desde la producción hasta la distribución, cada etapa debe cumplir con los estándares establecidos para garantizar que los productos sean seguros y de alta calidad. Desde su implementación, la norma ISO 9001 ha ayudado a numerosas empresas alimentarias a mejorar su eficiencia operativa, reducir costos y aumentar la satisfacción del cliente. Las empresas certificadas bajo esta norma son vistas como más confiables y competitivas en el mercado internacional.

■ **Norma ISO 14001 de Sistemas de gestión ambiental**: aunque no es exclusiva del sector alimentario, la norma ISO 14001 sobre gestión ambiental es relevante para las empresas de este sector debido al impacto significativo de la producción y distribución de alimentos en el medio ambiente. Esta norma establece los requisitos necesarios para poder desarrollar un sistema de gestión ambiental (SGA) eficaz, que permita a cualquier organización gestionar sus responsabilidades medioambientales de forma sostenible. Estos requisitos incluyen la identificación y evaluación de aspectos ambientales, el establecimiento de objetivos y metas ambientales, la implementación de programas para alcanzar estos objetivos y la revisión continua del sistema para mejorar su desempeño ambiental. La adopción de esta norma ha permitido a las empresas alimentarias reducir su huella ambiental, cumplir con la legislación ambiental y mejorar su imagen ante consumidores y socios comerciales. Esto es especialmente importante en un contexto donde la sostenibilidad y el respeto por el medio ambiente son cada vez más valorados por los consumidores.

■ **Norma ISO 45001 de Sistemas de gestión de la seguridad y salud en el trabajo (SST)**: su objetivo principal es la mejora de la seguridad y la salud de los trabajadores, así como la reducción de riesgos en el lugar de trabajo. En el sector alimentario, esta norma es de vital importancia debido a los numerosos riesgos asociados con la producción, procesamiento y distribución de alimentos. Como hemos dicho, la ISO 45001 se centra en proporcionar un entorno de trabajo seguro y saludable para los empleados y otras personas que puedan estar bajo la influencia de las actividades de una organización. Esto se logra a través de la implementación de controles efectivos y de medidas de prevención de riesgos. La norma establece un marco que permite a las organizaciones mejorar su rendimiento en SST mediante la identificación de riesgos y oportunidades, la gestión de conformidad con los requisitos legales y otros requisitos aplicables, y la mejora continua del sistema de gestión de SST. En el sector alimentario, la aplicación de la ISO 45001 implica la implementación de medidas para identificar y controlar los riesgos específicos del entorno laboral alimentario. Esto puede incluir la gestión de riesgos asociados con maquinaria y equipos, la manipulación de productos químicos, la higiene personal, la ergonomía y otros factores que pueden afectar a la salud y la seguridad de los trabajadores.

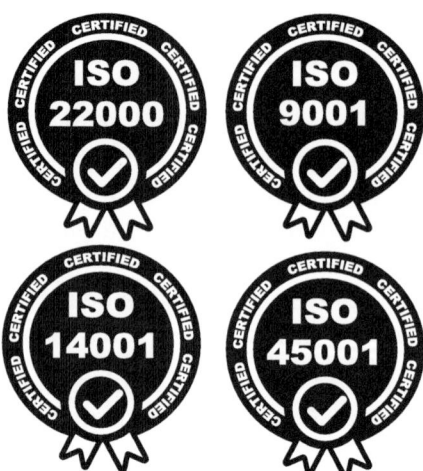

Figura 3.14. La implantación de normas ISO en la industria alimentaria asegura la confianza de los consumidores.

En España, la adopción de las normas ISO se hace a través de organismos nacionales de normalización, como AENOR (Asociación Española de Normalización y Certificación). Estos organismos no solo promueven las normas ISO, sino que también ofrecen servicios de certificación y formación para ayudar a las empresas a implementar estas normas de manera efectiva.

Por tanto, para poder adoptar estas normas ISO es imprescindible pasar por un proceso de certificación que, generalmente, incluye las siguientes etapas:

1. Preparación: las empresas deben entender los requisitos de la norma y preparar sus sistemas y procesos en consecuencia.

2. Evaluación interna: antes de la auditoría externa, las empresas realizan auditorías internas para identificar y corregir cualquier deficiencia.

3. Auditoría de certificación: una entidad certificadora independiente realiza una auditoría para verificar que la empresa cumple con todos los requisitos de la norma.

4. Certificación: si la empresa cumple con los requisitos, recibe la certificación ISO, que es válida por un periodo determinado (generalmente tres años), durante el cual se realizan auditorías de seguimiento.

5. Recertificación: al final del periodo de validez, la empresa debe pasar por una nueva auditoría para renovar su certificación.

Obtener la certificación ISO ofrece numerosos beneficios para las empresas alimentarias:

- Mejora de la calidad y seguridad: las normas ISO aseguran que los productos alimentarios sean seguros y de alta calidad.

- Cumplimiento legal: ayudan a las empresas a cumplir con la legislación y regulaciones locales, nacionales e internacionales.

- Competitividad: las empresas certificadas pueden competir más eficazmente en el mercado global.

- Confianza del consumidor: la certificación ISO mejora la confianza de los consumidores y puede aumentar las ventas.

- Eficiencia operativa: las normas ayudan a mejorar la eficiencia de los procesos y a reducir desperdicios.

3.5. Conocimiento de la legislación básica de la industria alimentaria

3.5.1. Código alimentario internacional

El Codex Alimentarius es un conjunto de normas alimentarias, códigos de prácticas correctas y una serie de recomendaciones que, bajo la aprobación de la FAO y de la OMS, se recomienda aplicar en todos los países. Fue creado en 1963 y está en permanente actualización.

Los integrantes de la comisión del Codex Alimentarius son los Estados miembros de la ONU, varias asociaciones internacionales, representantes de los consumidores y otras instituciones.

El Codex Alimentarius está compuesto por diferentes comités que confeccionan las normas y recomendaciones que aparecen en él en colaboración con instituciones científicas. Estos comités son:

- Principios generales (quien ha elaborado el reglamento del Codex Alimentarius).

- Etiquetado de alimentos.

- Aditivos alimentarios.

- Contaminantes de alimentos.

- Higiene de los alimentos.

- Residuos de plaguicidas.

- Residuos de medicamentos veterinarios en los alimentos.

- Métodos de análisis y toma de muestras.

- Sistemas de inspección y certificación de las importaciones y exportaciones de alimentos.

- Nutrición y alimentos para regímenes especiales.

3.5.2. Código alimentario español (CAE)

En el Código Alimentario Español se recogen las normas básicas y estructuradas de los alimentos, condimentos, estimulantes y bebidas, así como sus materias primas correspondientes.

Además, determina qué condiciones mínimas deben reunir y las condiciones que deben cumplir los distintos procedimientos de preparación, conservación, distribución, transporte, etcétera.

A partir del código alimentario español se han realizado reales decretos y órdenes ministeriales para la entrada en vigor y desarrollo de sus capítulos.

El CAE está articulado en cinco partes y, cada una de ellas, está compuesta de varios capítulos:

- Primera parte: principios generales (capítulos I-III).

- Segunda parte: condiciones generales de los materiales. Tratamiento y personal relacionado con los alimentos. Establecimientos e industrias de la alimentación (capítulos IV-IX).

- Tercera parte: alimentos y bebidas (capítulos X-XXX).

- Cuarta parte: aditivos e impurezas de los alimentos (capítulos XXXI-XXXV).

- Quinta parte: productos relacionados con los alimentos (capítulos XXXVI- XXXVIII).

3.5.3. Normativa de etiquetado de alimentos

- Reglamento (UE) 1169/2011 del Parlamento Europeo y del Consejo, de 25 de octubre de 2011 (DOUE L 304, de 22.11.2011), sobre la información alimentaria facilitada al consumidor y por el que se modifican los Reglamentos (CE) n. º 1924/2006 y (CE) n. º 1925/2006 del Parlamento Europeo y del Consejo, y por el que se derogan la Directiva 87/250/CEE de la Comisión, la Directiva 90/496/CEE del Consejo, la Directiva 1999/10/CE de la Comisión, la Directiva 2000/13/CE del Parlamento Europeo y del Consejo, las Directivas 2002/67/CE, y 2008/5/CE de la Comisión, y el Reglamento (CE) n. º 608/2004 de la Comisión.

- Reglamento (CE) 1924/2006, de 20 de diciembre (DOUE L 404, de 30 de diciembre de 2006), relativo a las declaraciones nutricionales y de propiedades saludables en los alimentos.

- Reglamento de Ejecución (UE) 1337/2013 de la Comisión, de 13 de diciembre de 2013 (DOUE L 335, de 14.12.2013), por el que se establecen disposiciones de aplicación del Reglamento (UE) n. º 1169/2011 del Parlamento Europeo y del Consejo en lo que se refiere a la indicación del país de origen o del lugar de procedencia para la carne fresca, refrigerada o congelada de porcino, ovino, caprino y aves de corral.

- Reglamento de Ejecución (UE) 2018/775 de la Comisión, de 28 de mayo de 2018, por el que se establecen disposiciones de aplicación del artículo 26, apartado 3, del Reglamento (UE) n. º 1169/2011 del Parlamento Europeo y del Consejo, sobre la información alimentaria facilitada al consumidor, en lo que se refiere a las normas para indicar el país de origen o el lugar de procedencia del ingrediente primario de un alimento.

- Real Decreto 1334/1991, 2, de 31 de julio (BOE de 24 de agosto), por el que se aprueba la Norma general de etiquetado, presentación y publicidad de los productos alimenticios.

- Real Decreto 1808/1991 (*), de 13 de diciembre (BOE del 25), por el que se regulan las menciones o marcas que permiten identificar el lote al que pertenece un producto alimenticio.

(*) Transpone la Directiva 2011/91/UE, de 13 de diciembre de 2011 (DOUE L 334, de 16.12.2011), relativa a las menciones o marcas que permitan identificar el lote al que pertenece un producto alimenticio.

RESUMEN

- El objetivo del Análisis de Peligros y Puntos Críticos de Control (APPCC) es identificar, evaluar y controlar los riesgos asociados con la inocuidad alimentaria en todas las etapas de la cadena de producción de alimentos, con el fin de garantizar la seguridad de los alimentos que llegan al consumidor final.

- Los siete principios del sistema APPCC son:

  1. Realizar un análisis de peligros.

  2. Determinar los PCC (puntos de control críticos).

  3. Establecer los límites críticos.

  4. Establecer los límites de vigilancia de PCC.

  5. Establecer medidas correctivas.

  6. Establecer el sistema de verificación.

  7. Establecer el sistema de documentación y registro.

- Las normas IFS y BRC de alimentación son estándares internacionales de calidad y seguridad alimentaria que establecen los requisitos para los procesos de producción y manipulación de alimentos, garantizando la inocuidad y la satisfacción del cliente.

ACTIVIDADES FINALES

EVALUACIÓN

3.1. ¿En qué se basan los sistemas de gestión de la seguridad alimentaria en las empresas del sector de la alimentación?

a) IFS y BRC.

b) ISO 9001.

c) BPM.

d) APPCC.

3.2. ¿Para qué sirven las guías de prácticas correctas de higiene (GPCH) en el ámbito de la alimentación?

a) Ayudan a aplicar los autocontroles necesarios para garantizar la calidad y seguridad alimentaria.

b) Son normativas obligatorias que las empresas deben cumplir al pie de la letra.

c) Sirven únicamente como guías de capacitación para los trabajadores.

d) No tienen ninguna utilidad práctica.

3.3. ¿En qué consisten las GPCH?

a) Son normativas de obligatorio cumplimiento para todas las empresas del sector.

b) Son recomendaciones voluntarias que las empresas pueden seguir o no.

c) Son guías de prácticas correctas de higiene que ayudan a aplicar los autocontroles necesarios en seguridad alimentaria.

d) Son directrices exclusivas para el sector de la restauración.

3.4. ¿Qué se debe hacer para evitar contaminaciones cruzadas en la manipulación de alimentos?

a) Mezclar diferentes tipos de alimentos.

b) Evitar el contacto entre alimentos crudos y cocinados.

c) No lavar las manos antes de manipular los alimentos.

d) No revisar la calidad de los productos al recibirlos.

3.5. ¿Por qué es importante que los trabajadores de empresas alimentarias reciban formación específica en seguridad alimentaria?

a) Para garantizar la calidad y seguridad de los alimentos producidos.

b) Para cumplir con normativas laborales vigentes.

c) Por exigencias de los sindicatos.

d) Para aumentar la productividad de la empresa.

© Ediciones Paraninfo

ACTIVIDADES FINALES

3.6. ¿Cuál es uno de los principios del APPCC que se debe seguir para la implantación efectiva del sistema en una industria?

a) No formar al personal.

b) Ignorar los cambios en el proceso productivo.

c) No revisar el plan cuando sea necesario.

d) Disponer de los medios necesarios.

3.7. ¿Cuánto tiempo se deben conservar los registros generados en el plan APPCC?

a) Dos años.

b) Un mes.

c) Una semana.

d) Un mínimo de un año.

3.8. ¿Qué norma se aplica a cualquier empresa alimentaria que exporte sus productos a países como Italia, Holanda, Alemania y Francia?

a) IFS.

b) ISO.

c) OHSAS.

d) BRC.

3.9. ¿A qué empresas audita la norma IFS Food?

a) Empresas de transporte de alimentos.

b) Empresas que fabrican alimentos o envasan productos alimentarios a granel.

c) Empresas de servicios financieros.

d) Empresas de construcción.

3.10. ¿Qué se necesita hacer para obtener el certificado IFS?

a) No recurrir a empresas especializadas.

b) No implantar la norma en la empresa.

c) Realizar una auditoría una vez implantada la norma.

d) No requerir consultoría.

3.11. ¿Cuál es una de las actividades necesarias para establecer un plan APPCC?

a) Realizar un análisis de peligros.

b) Determinar los PCC.

c) Establecer medidas correctivas.

d) Establecer el sistema de verificación.

ACTIVIDADES FINALES

3.12. ¿Qué significa el término «punto de control crítico» en un sistema APPCC?

a) Etapa de recepción de materias primas en la empresa.

b) Etapa de distribución de productos terminados.

c) Etapa en la que el control es esencial para prevenir un peligro alimentario.

d) Etapa de almacenamiento de ingredientes.

3.13. ¿Cuál es el objetivo de establecer medidas correctivas en un plan APPCC?

a) Prevenir todos los peligros posibles.

b) Eliminar por completo los PCC.

c) Establecer límites de vigilancia.

d) Restablecer el control cuando se produce una desviación.

3.14. ¿Cuáles son los siete principios del sistema APPCC según el Codex Alimentarius?

a) Realizar un análisis de peligros, determinar los PCC, establecer medidas correctivas, etcétera.

b) Establecer los límites de vigilancia, establecer el sistema de documentación, etcétera.

c) Determinar los proveedores autorizados, establecer los límites críticos, etcétera.

d) Establecer el sistema de verificación, establecer el sistema de registro, etcétera.

3.15. ¿Cuál es uno de los procedimientos para determinar si los peligros significativos son PCC?

a) El círculo de indecisiones.

b) La pirámide de elecciones.

c) El árbol de decisiones.

d) La cascada de opciones.

3.16. ¿Qué es un límite crítico?

a) Una cifra sin importancia.

b) El criterio que separa lo aceptable de lo inaceptable.

c) Un número aleatorio.

d) Un valor subjetivo.

3.17. ¿Qué se debe establecer en los sistemas de vigilancia de los PCC?

a) Por qué se va a vigilar, dónde se va a realizar la vigilancia, cuánto tiempo se va a realizar, quiénes pueden realizarla.

b) Qué se va a vigilar, cómo se va a realizar la vigilancia, cuándo o con qué frecuencia se va a realizar, quién va a realizarla.

A C T I V I D A D E S   F I N A L E S

c) Si se va a vigilar, de manera general, cuántas veces se va a realizar, quién quiere realizarla.

d) Si se va a vigilar de manera adecuada, cómo se va a realizar, cuándo se va a realizar, quiénes prefieren no realizarla.

3.18. ¿Cuándo se deben tomar medidas correctivas?

a) Cuando los resultados de la vigilancia de los puntos de control críticos superen los límites establecidos.

b) De manera aleatoria.

c) Cuando haya tiempo libre.

d) Nunca es necesario tomar medidas correctivas.

3.19. ¿Qué es necesario establecer además de la vigilancia de los puntos críticos del proceso?

a) Criterios de descarte.

b) Criterios de aceptación.

c) Criterios de verificación.

d) Criterios de empaquetado.

3.20. ¿Qué debe quedar correctamente documentado como prueba de que el plan APPCC se está aplicando correctamente?

a) Todos los controles efectuados, las acciones correctoras, el producto afectado, fecha, responsables, etcétera.

b) Solo los controles efectuados.

c) Solo las acciones correctoras.

d) Solo el producto afectado.

ARGOT TÉCNICO

- **Autocontrol**: conjunto de procedimientos internos de una empresa para garantizar la calidad y seguridad de los alimentos.

- **BRC (*British Retail Consortium*)**: norma global de seguridad alimentaria que establece requisitos de calidad y seguridad.

- **Código Alimentario Español**: normas específicas de España que regulan la producción, distribución y consumo de alimentos.

- **Código Alimentario Internacional**: conjunto de normas y directrices para proteger la salud de los consumidores y asegurar prácticas comerciales justas.

- **Condiciones de mantenimiento**: requisitos para asegurar que los equipos y las instalaciones estén en buen estado de operación y seguridad.

- **Formación de trabajadores**: programa educativo para capacitar al personal en prácticas higiénicas y procedimientos seguros en la manipulación de alimentos.

- **GPCH (guía de prácticas correctas de higiene)**: documento que proporciona directrices sobre buenas prácticas de higiene en la producción de alimentos.

- **IFS (*International Food Standard*)**: norma reconocida internacionalmente para auditar empresas que producen alimentos bajo su marca.

- **ISO (*International Organization for Standardization*)**: normas internacionales que aseguran la calidad, seguridad y eficiencia de productos y servicios.

- **Límite crítico**: parámetro que debe cumplirse para asegurar que un PCC está bajo control.

- **Medidas correctivas**: acciones a tomar cuando un PCC no cumple con su límite crítico.

- **Medidas de control**: acciones o actividades que se aplican para prevenir o eliminar un peligro para la seguridad alimentaria.

- **Normativa de etiquetado**: regulaciones que dictan cómo debe presentarse la información sobre los alimentos en su etiqueta.

- **Plan APPCC (HACCP)**: sistema de gestión que aborda la seguridad alimentaria mediante el análisis y control de peligros biológicos, químicos y físicos.

- **Plan de abastecimiento de agua**: estrategia para garantizar el suministro de agua potable y segura en todas las etapas de la producción de alimentos.

- **Plan de limpieza y desinfección**: conjunto de procedimientos para asegurar la higiene de instalaciones, equipos y superficies en la industria alimentaria.

- **Plan de proveedores**: protocolo para evaluar y garantizar que los proveedores cumplen con los estándares de calidad y seguridad alimentaria.

- **Punto crítico de control (PCC)**: fase en la cual se puede aplicar una medida de control para prevenir o eliminar un riesgo de seguridad alimentaria.

- **Salud ocupacional**: disciplina que busca prevenir y controlar enfermedades y accidentes laborales en el ámbito alimentario.

- **Trazabilidad**: capacidad de seguir el rastro de un alimento a través de todas las etapas de producción, procesamiento y distribución.

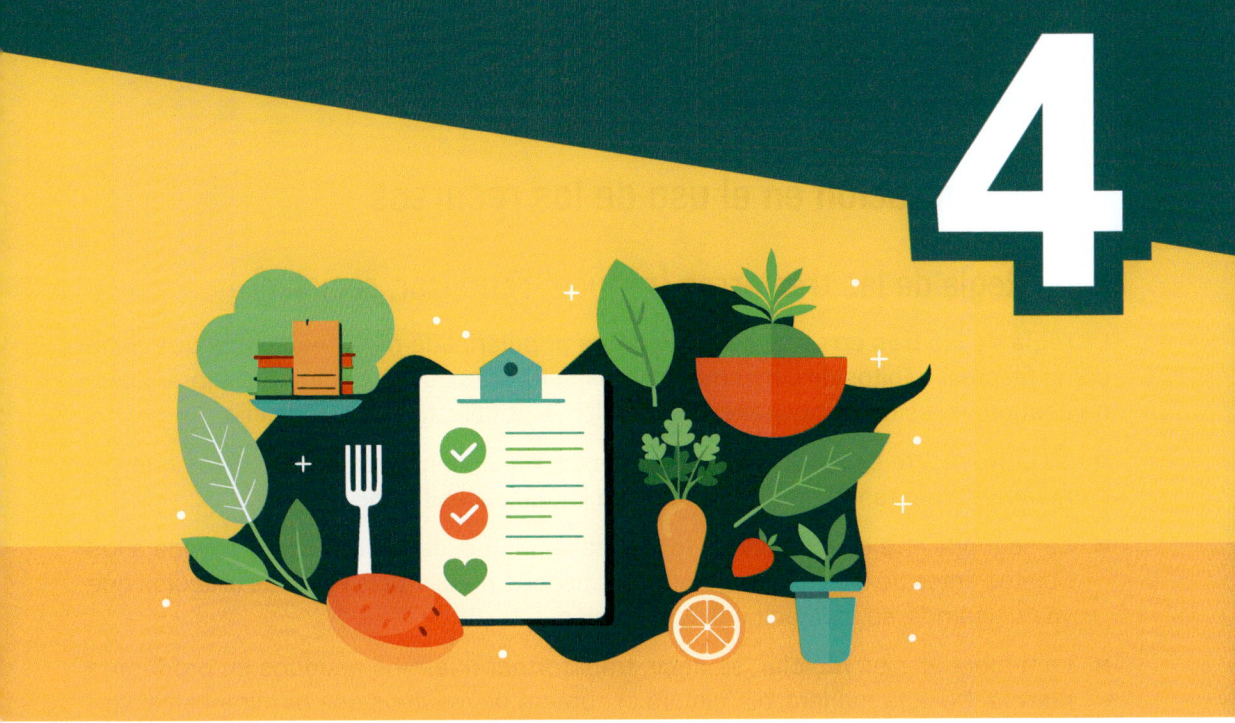

4

Gestión medioambiental y de los residuos

Para minimizar el impacto ecológico de las actividades productivas en la industria alimentaria, debemos tener en cuenta la gestión medioambiental y de residuos. Una correcta gestión permite reducir la generación de residuos, fomentar el reciclaje y asegurar el tratamiento adecuado de desechos, evitando la contaminación del suelo, agua y aire. Por último, cumplir con las normativas ambientales mejora la sostenibilidad y reputación de las empresas, al tiempo que responde a la creciente demanda de prácticas responsables por parte de consumidores y reguladores.

Contenido

4.1. Optimización en el uso de los recursos

4.2. Caracterización de la recogida selectiva de residuos

4.1. Optimización en el uso de los recursos

4.1.1. Regla de las tres erres (reducir, reutilizar, reciclar)

La **regla de las tres erres** es una propuesta popularizada por Greenpeace que tiene como fin crear hábitos de consumo responsable por lo que nos anima a mejorar nuestra gestión de residuos mediante la **r**educción, la **r**eutilización y el **r**eciclaje.

- La primera erre es **reducir**, que significa disminuir la cantidad de residuos que generamos, pero también comprando solo lo que necesitamos.

- La segunda erre es **reutilizar**, o lo que es lo mismo, darles una segunda vida a los objetos antes de desecharlos. Podemos hacerlo mediante la venta de artículos que ya no usamos, su reparación o su donación.

- La tercera erre es **reciclar**, es decir, transformar nuestros residuos en productos nuevos. De esta manera, disminuirá el número de residuos que terminan en el vertedero. La separación de residuos en el hogar y en los centros de trabajo contribuyen al bienestar general.

En los últimos años se han ido ampliando estas erres pasando de tres a cinco, donde se añadieron **reparar** y **regular**. Después se pasó a siete, las cuales, además de las tres ya conocidas, son: **repensar**, que nos pide reflexionar sobre nuestra forma de vivir, producir, consumir y relacionarnos con otras personas, los animales y la naturaleza; **respetar**, sabiendo que somos parte del medio ambiente y como tal respetando a los demás, a los animales y con el cuidado de los recursos naturales para garantizar el futuro de nuestra especie; **reparar**, ya que rehabilitar un objeto estropeado es mejor que comprar uno nuevo, y **redistribuir**, teniendo en cuenta que alquilar, regalar, compartir, intercambiar o prestar son alternativas para explorar nuevas formas de convivencia.

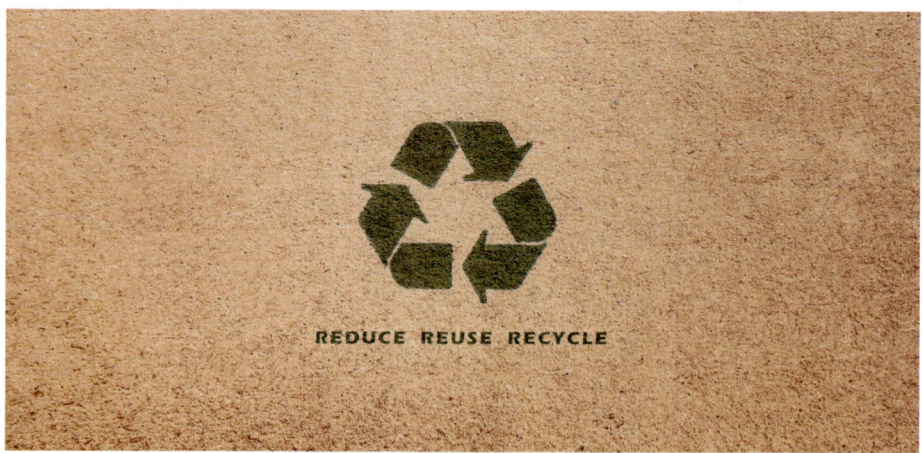

Figura 4.1. El círculo de Möbius: símbolo internacional del reciclaje.

4.1.2. Impacto ambiental provocado por el uso de recursos

Cuando hablamos de impacto ambiental nos referimos a una alteración en el medio ambiente, esta es causada por la actividad humana o por los fenómenos naturales. Esto provoca una ruptura del equilibrio ambiental. También podemos definirlo como una alteración del medio ambiente que se provoca, de manera directa o indirecta debido a una actividad o un proyecto que se lleva a cabo en un área concreta.

Somos los humanos quienes hemos provocado el mayor daño al medio ambiente y son el agua, las especies, el aire y las plantas quienes reflejan el impacto ambiental.

Los problemas principales en cuanto al medio ambiente que tienen lugar a nivel global en la tierra y que afectan a nuestra calidad de vida son:

- El efecto invernadero, el cambio climático y el calentamiento global.
- La contaminación de las aguas y el suelo.
- La generación de residuos.
- La contaminación atmosférica.
- La pérdida de biodiversidad en el mundo.
- La deforestación y desertificación.

Todos estos impactos se relacionan entre sí y tienen efectos sobre el ser humano y sobre el medio ambiente, por ejemplo:

La generación de residuos provoca la degradación del suelo, la erosión de este y la contaminación de las aguas, que a su vez provoca la pérdida de la biodiversidad, la destrucción de los ecosistemas, inundaciones y desertificación y la falta de recursos valiosos que finalmente nos lleva a enfermedades, pobreza y pérdida de calidad de vida para los humanos.

En cuanto a las emisiones de gases a la atmósfera, estas generan también contaminación de las aguas por los efectos de la lluvia ácida, además del calentamiento global como consecuencia del efecto invernadero, todo esto tiene como resultado sequía, inundaciones y el cambio climático y finalmente, y como en el caso anterior, vuelven a aparecer las enfermedades del ser humano, la pobreza y la pérdida de calidad de vida.

La deforestación y la quema de bosques provocan igualmente impactos en el medio ambiente como son el calentamiento global por el efecto invernadero, la degradación del suelo que nos lleva a la erosión del mismo (lo que implica un encarecimiento de los productos agrícolas), a la aparición de lluvia ácida y, por tanto, a la contaminación de las aguas. Todo ello deriva en la pérdida de biodiversidad, en la desertificación de nuestros campos, en sequías e inundaciones y como consecuencia nos lleva al cambio climático y a los mismos problemas para el ser humano que hemos mencionado en los puntos anteriores.

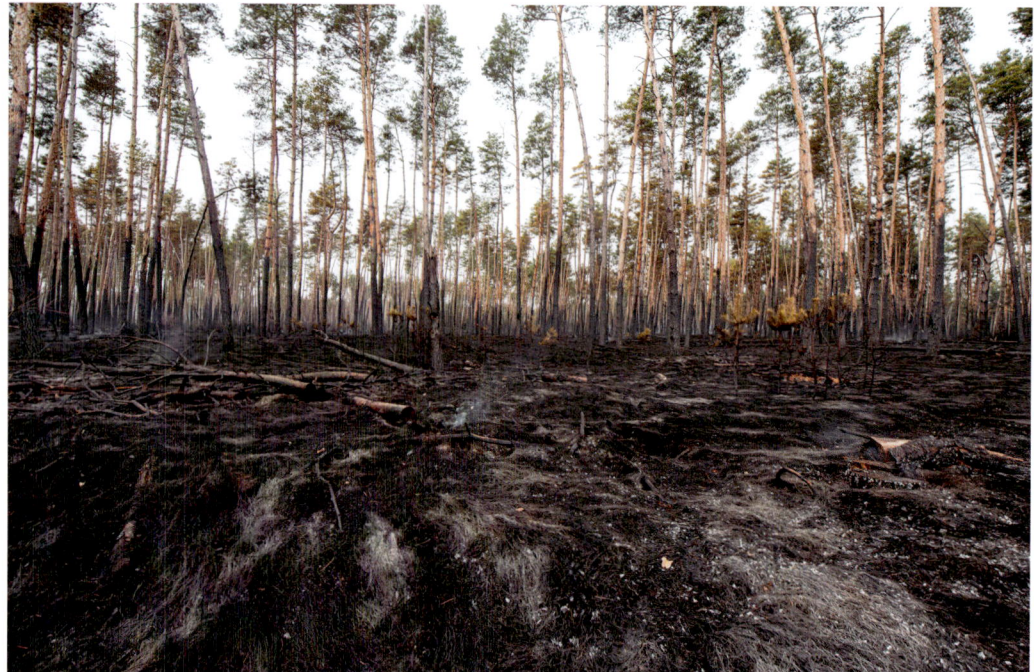

Figura 4.2. Efectos de la deforestación.

Finalmente, la ocupación de suelos y hábitats (como la construcción en grandes ciudades) lleva a la desaparición del entorno de la flora y la fauna y, como consecuencia, a la extinción de las especies, a una contaminación lumínica y a una contaminación acústica, además de todas las consecuencias mencionadas en los puntos anteriores.

Nos vamos a encontrar con diferentes tipos de impacto ambiental; hablaremos a continuación de algunos de ellos.

■ Impacto ambiental positivo y negativo

Los impactos ambientales positivos son consecuencia de actividades que tienen como finalidad la mejora y recuperación de las zonas naturales como sería la reforestación, una buena depuración de aguas, el uso de energías renovables, una gestión eficiente del agua o tener buenos hábitos de reciclaje. Como ejemplos de impactos ambientales negativos citaremos la contaminación, la sobreexplotación de recursos naturales, el cambio climático o la degradación ambiental.

■ Impacto ambiental directo e indirecto

Con impacto ambiental directo nos referimos a aquel que se aprecia en un corto periodo de tiempo o inmediatamente. El impacto ambiental indirecto se aprecia en un tramo más largo de tiempo. Ambos pueden ser a su vez positivos, negativos, temporales, permanentes, etcétera.

- Impacto ambiental temporal y permanente

  El impacto ambiental temporal podría desaparecer con el tiempo y la zona afectada podría recuperarse; hablamos de una duración de entre diez y veinte años aproximadamente. Sin embargo, si la duración de este impacto ambiental es de más de veinte años, hablaremos de un impacto ambiental permanente.

- Impacto ambiental reversible o irreversible

  Si mediante tratamientos especializados (como, por ejemplo, un tratamiento de aguas contaminadas) logramos recuperar la zona o el territorio afectado por un impacto ambiental, nos referiremos a este como reversible. Sin embargo, este impacto ambiental será irreversible si la zona o el territorio no son capaces de recuperarse, debido a que el impacto ha sido de gran magnitud o no existen tratamientos de recuperación.

- Impacto ambiental acumulativo o sinérgico

  El impacto ambiental acumulativo es el resultado de la suma de varios impactos de pequeño tamaño durante un periodo de tiempo en una misma zona. Los impactos sinérgicos se dan cuando se llevan a cabo, de manera conjunta, diferentes actividades que provocan una gran incidencia medioambiental.

4.1.3. Estrategias para reducir el consumo de recursos

Podemos seguir una serie de estrategias para reducir el consumo de recursos basándonos en las consecuencias sobre el medio ambiente que tiene este consumo.

- Ahorro de energía

  El uso de sistemas y aparatos de alta eficiencia energética (es decir, la capacidad de reducir la cantidad de energía necesaria para su funcionamiento) hará que ayudemos al medio ambiente y a nuestro bolsillo.

  En nuestros hogares, podemos llevarlo a cabo mediante la desconexión de aparatos cuando no los estemos utilizando, el uso de bombillas de bajo consumo, bajar la calefacción, etcétera.

  En la industria alimentaria deberemos hacer diferentes estudios como pueden ser los relacionados con las necesidades de la empresa (volumen, producción, etc.), también deberemos estudiar las instalaciones presentes y su funcionamiento para ser conscientes de cuanto se consume o de si se pueden renovar algunos equipos y sustituirlos por otros de alta eficiencia energética mejorando así los consumos y la eficiencia. Tendremos que tener en cuenta también la formación de nuestros trabajadores para así conseguir una plena concienciación, y como consecuencia de esta, una mejora de su papel en relación al ahorro energético total.

- Favorecer las energías verdes

La energía verde es una fuente inagotable de energía que no emite gases contaminantes ni residuos radiactivos y, por tanto, reduce la huella medioambiental y las emisiones de CO_2 en la atmósfera. En la industria alimentaria se puede optar por el uso de placas de energía solar, aerogeneradores o el uso de pilas recargables en los equipos que las necesiten, entre otras medidas.

- Construir de manera sostenible

Respetando el entorno y el medio ambiente haciendo buen uso de los recursos sin desperdiciarlos. Se pueden utilizar materiales reciclados en la construcción aprovechando la luz natural frente a la artificial, instalando conducciones eficientes de agua o utilizando materiales de bajo contenido en carbono.

- Reducir el consumo de agua

Una de las formas más sencillas y a la vez más importantes de ayudar a nuestro planeta es evitar el consumo excesivo de agua.

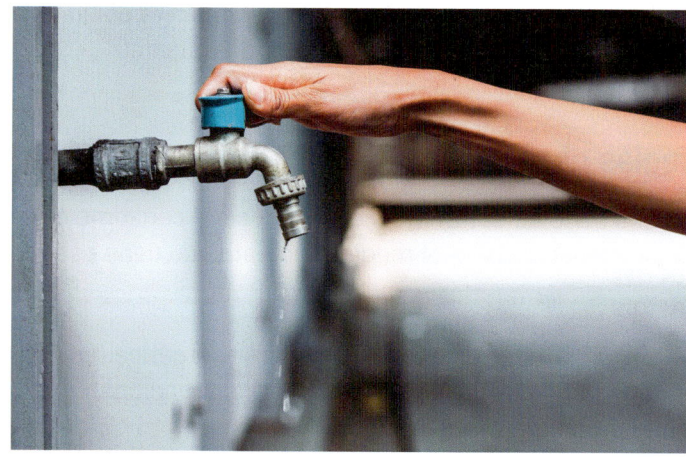

Figura 4.3. Es fundamental el ahorro de agua para el cuidado del medio ambiente.

En casa, podemos instalar grifos economizadores que pueden llegar a ahorrar hasta el 50 % de agua. Es interesante también tener electrodomésticos de máxima eficiencia (ahorro de un 40 % de agua), tomar duchas cortas o incluso elegir plantas autóctonas para ahorrar agua.

En la industria alimentaria es imprescindible el uso de agua de calidad, además, el consumo de agua es muy elevado, ya que se utiliza en la mayoría de las acciones llevadas a cabo en la industria como pueden ser la limpieza y la desinfección o el mismo proceso productivo tanto como ingrediente como en la preparación de las materias primas.

Además de las campañas de concienciación para los trabajadores, de forma general debemos revisar periódicamente la instalación para evitar pérdidas y fugas, ajustar el agua utilizada en cada proceso, establecer un programa eficiente de limpieza y desinfección, reutilizar el agua en sistemas de calefacción o refrigeración, etcétera.

- Reciclar la basura

La generación de residuos no solo tiene un elevado coste ambiental, sino que también va de la mano de otros problemas como puede ser el coste económico de esta gestión que repercute en la empresa y los riesgos laborales que se presentan a la hora de manipular grandes envases o grandes cantidades de residuos. Estos problemas repercuten directamente en la imagen de la empresa alimentaria.

En cuanto a los residuos generados, debemos garantizar que estos se almacenen, se retiren y son tratados y eliminados de manera higiénica y de forma que no contaminen tanto de manera directa como de manera indirecta los productos alimenticios y el centro donde nos encontramos. Además, esta retirada no deberá perjudicar al medio ambiente.

4.2. Caracterización de la recogida selectiva de residuos

4.2.1. Conceptos y tipos de residuos

La definición de residuo es muy amplia. Se entiende por residuo «cualquier sustancia u objeto del que su poseedor se desprenda o tenga la intención u obligación de desprenderse».

En la industria alimentaria podemos definir como residuo aquel material que resulta del proceso de fabricación, de consumo o de limpieza y que la empresa destina al abandono.

Según su origen, los residuos pueden clasificarse del siguiente modo:

- Sector primario: provienen de la agricultura, la ganadería y la silvicultura. Hablamos de residuos agrícolas, ganaderos y forestales, como pueden ser tallos, hojas, deyecciones animales, restos de maderas, etcétera.

- Sector secundario: estos residuos se generan en la industria y en el sector energético. Nos referimos a residuos industriales y radioactivos del tipo chatarra, plásticos, papeles, vidrio, restos de materiales minerales, etcétera.

- Sector terciario: estos residuos tienen como punto de partida el sector servicios. Nos referimos a los ya conocidos residuos sólidos urbanos (RSU) y sanitarios, como papel, envases, restos de comidas, etcétera.

Por tanto, y según su origen, los residuos generados en la industria alimentaria van a provenir en mayor medida del sector terciario, aunque también se encuentran residuos propios del resto de sectores.

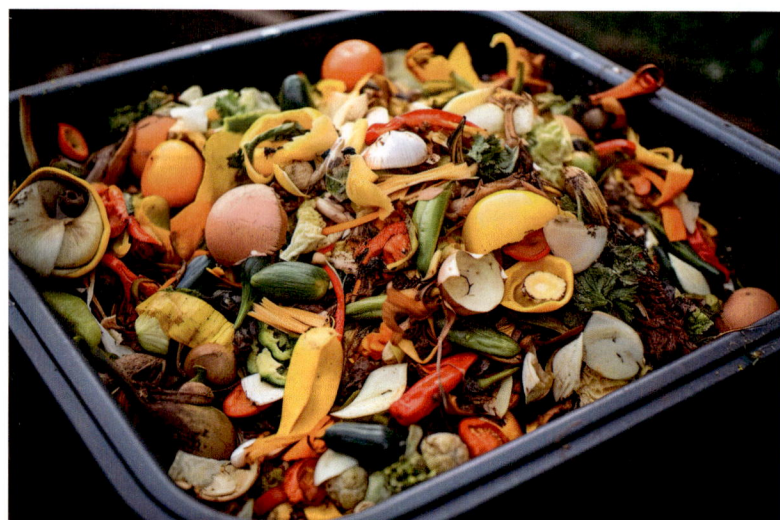

Figura 4.4. Residuos generados en la industria alimentaria.

La industria alimentaria genera distintos tipos de residuos como resultado de su actividad.

■ **Residuos orgánicos o biorresiduos:** son aquellos que tienen materia orgánica en su composición y dependerán del sector de la industria alimentaria donde se generen. Nos referimos a los productos resultantes del proceso de producción como pueden ser residuos procedentes del pelado y cortado en industria conservera o restos de aceitunas en las almazaras.

■ **Residuos urbanos:** aquellos que proceden del envasado y embalaje de los productos alimentarios. Abarcan un amplio rango desde retos de papel y cartón hasta derivados plásticos, maderas o telas.

■ **Residuos peligrosos**. Este tipo de residuos reciben un tratamiento especial, ya que son susceptibles de causar graves problemas para la salud de las personas y para el medioambiente. Su retirada la realizan empresas de gestión medioambiental (gestores autorizados). Hablamos de restos de aceites industriales, disolventes, productos químicos y sus envases, equipos electrónicos o el aceite de cocinado. Respecto a la peligrosidad o no de un residuo, existe un listado europeo que los clasifica según su origen y naturaleza (Lista Europea de Residuos, LER.)

■ **Emisiones atmosféricas**: humos, ruidos y/u olores generados como consecuencia de la propia actividad industrial.

- **Aguas residuales**: provenientes de la limpieza y desinfección de la industria y son muy importantes en el caso de los mataderos debido a la gran cantidad de residuos orgánicos líquidos que tienen y que se deben tratar antes de su eliminación.

- **SANDACH**: hablamos de subproductos de origen animal no destinados a consumo humano. Se producen en la industria ganadera o en la transformación de los alimentos de origen animal. También están sujetos a un trato especial.

4.2.2. Legislación ambiental

En el mes de diciembre del año 1994 se aprobó la Directiva 94/62 relativa a los residuos y envases. Es de aplicación para todos los envases y residuos de envases puestos en el mercado y generados en el interior de la Comunidad Europea, para que un alto porcentaje de ellos se puedan aprovechar a través de su reciclado o mediante la incineración para la obtención de energía.

En España, la norma que regula los residuos es la Ley 7/2022, de 8 de abril, de Residuos y Suelos Contaminados para una Economía Circular. Esta ley dedica uno de sus artículos a hablar sobre la reducción de la generación de los residuos alimentarios, que es uno de los grandes objetivos de Europa en relación a esta industria y nos recuerda que este tipo de residuos «deben contar con un apartado específico en los programas de prevención y se establecen algunas medidas específicas dirigidas a las industrias alimentarias, las empresas de distribución y de restauración colectiva».

El Reglamento (CE) n.º 1069/2009 del Parlamento Europeo y del Consejo y el Reglamento (UE) n.º 142/2011 de la Comisión Europea regulan los subproductos de origen animal no destinados a consumo humano. Se generan en la industria ganadera o durante la transformación de los alimentos de origen animal, por ejemplo, en mataderos.

La normativa de calidad del aire viene regida por la Ley 34/2007, de 15 de noviembre, de calidad del aires y protección de la atmósfera, que viene acompañada de varios reales decretos que la complementan, como son:

- Real Decreto 102/2011, de 28 de enero relativo a la mejora de la calidad del aire.

- Real Decreto 818/2018, de 6 de julio, sobre medidas para la reducción de las emisiones nacionales de determinados contaminantes atmosféricos.

- Real Decreto 1052/2022, de 27 de diciembre, por el que se regulan las zonas de bajas emisiones.

- Real Decreto 34/2023 por el que se modifica el Real Decreto 102/2011 para incorporar lo dispuesto en el Plan Marco de Acción a corto plazo en caso de episodios de alta contaminación.

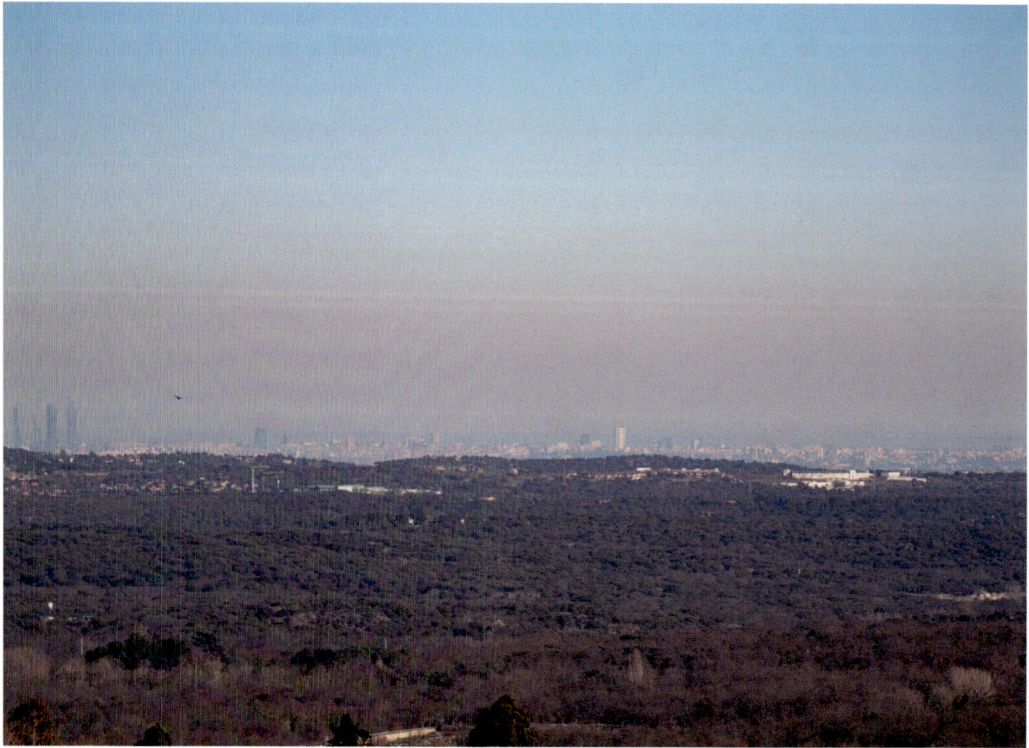

Figura 4.5. Contaminación del aire en la ciudad de Madrid.

La Ley 37/2003, de 17 de noviembre, o ley del ruido, regula en materia de ruido ambiental y está desarrollada por los reales decretos:

- Real Decreto 1513/2005, de 16 de diciembre, por la que se desarrolla la evaluación y gestión del ruido ambiental.

- Real Decreto 1367/2007, de 19 de octubre, que amplía lo referente a la zonificación acústica, objetivos de calidad y emisiones acústicas.

Por último, en materia de aguas tendremos en cuenta el Real Decreto Legislativo 1/2001, de 20 de julio, por el que se aprueba el texto de la Ley de Aguas. Además, tendremos en cuenta los siguientes reales decretos:

- Real Decreto 817/2015, de 11 de septiembre, por el que se establecen los criterios de seguimiento y evaluación del estado de las aguas superficiales y las normas de calidad ambiental.

- Real Decreto Ley 11/1995, de 28 de diciembre, por el que se establecen las normas aplicables al tratamiento de aguas residuales urbanas.

- Real Decreto 1620/2007, de 7 de diciembre, por el que se establece el régimen jurídico de la reutilización de las aguas depuradas.

4.2.3. Técnicas de recogida, selección, clasificación y eliminación o vertido de residuos

Cada empresa de la industria alimentaria tiene que recoger en su plan de residuos su política de gestión de los mismos. Este plan recogerá información referente a la cantidad y el tipo de residuos que se generan en la industria. Además, debe incluir una descripción detallada de las operaciones realizadas para su gestión, como la separación, almacenamiento, recogida y valorización. En caso de producirse alguna incidencia, también debería reflejarse en dicho plan.

Este plan de residuos garantiza frente a las administraciones que la empresa está cumpliendo de manera correcta con sus obligaciones como gestora de sus propios residuos; además, también refleja que la empresa trata de optimizar, en la medida de lo posible, sus procesos productivos.

Dentro de la industria alimentaria es importante el uso de los residuos que vienen de la actividad principal pudiéndolos convertir en materia prima para otros procesos, así, reduciremos los restos inservibles y, además, conseguiremos un beneficio económico produciendo nuevos elementos que ofrecer al mercado.

Recuperación

El mayor ejemplo de recuperación de residuos en la industria alimentaria se encuentra en el sector agroalimentario. Después del pelado y troceado de los vegetales, vamos a obtener subproductos que se pueden utilizar como materia prima. Un ejemplo sería el que encontramos a partir del proceso principal de producción de espárragos enteros en el que podemos obtener tallos para la elaboración de conservas. Otros ejemplos serían la venta de restos de peladuras de frutas y verdura para alimentación animal, la producción de compost, la producción de metano por fermentación de la materia orgánica y aprovechándose para la producción de energía eléctrica y térmica. Por último, estos subproductos se pueden utilizar para la elaboración de productos de alto valor añadido que se utilizan en la industria química, farmacéutica y cosmética por su elevado contenido en sustancias como vitaminas, ácidos orgánicos, colorantes, etcétera.

En cuanto a la industria cárnica, podemos utilizar las gelatinas para la producción en el sector de la heladería o la confitería, las grasas no comestibles se utilizan para crear neumáticos o insecticidas y las grasas comestibles para la fabricación de margarinas o dulces, entre otros muchos ejemplos.

Por último, en la industria pesquera se utilizan las espinas, los esqueletos o las cabezas para elaborar, por ejemplo, surimi que es una pasta de pescado que se obtiene tras procesar el músculo de, generalmente, pescados blancos. También podemos elaborar aceites de pescado, ya que solo el 50 % de la mejor especie de pescado es comestible en forma de filetes.

Depuración

En la industria alimentaria es común hacer una depuración previa de vertidos líquidos y de aguas residuales, ya que pueden contener materia orgánica que impide que puedan ser vertidos por los cauces normales.

En este proceso se genera biogás que es un gas rico en metano y que puede ser utilizado en motores o para usos térmicos.

Eliminación

En cuanto a la eliminación de los residuos, el uso de vertederos puede ser una manera barata e higiénica de hacerlo, pero estos deben estar bien diseñados y, además, deben estar gestionados de manera correcta. Sumado a esto, la eliminación de residuos en vertederos genera un problema actualmente, ya que estos están llegando a su límite en zonas muy pobladas.

Además, debemos tener en cuenta que un mal diseño o una mala gestión pueden provocar la contaminación de suelos y aguas.

Podemos optar, por tanto, por varias soluciones:

- Disminución de residuos generados: utilizando materiales reutilizables y eliminando envases y embalajes que no sean necesarios.

- Incineración de residuos: por una parte, puede ser una fuente alternativa de energía, pero debemos tener muy en cuenta que no se produzcan emisiones tóxicas a la atmósfera.

- Reciclaje: como ya hemos dicho, con el reciclaje vamos a recuperar para un uso distinto un material considerado como desecho. El reciclaje comienza por una buena separación de residuos en función del proceso productivo que han sufrido y de su naturaleza, y en diferentes contenedores.

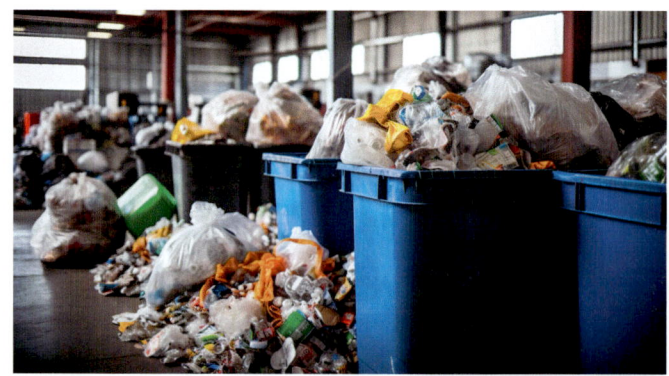

Figura 4.6. El reciclaje comienza por una buena separación de residuos.

Para una correcta separación, estos contenedores deberán ser identificados para que los operarios encargados puedan colocar cada residuo donde corresponda.

Vamos a clasificar estos contenedores según el ámbito donde vayamos a utilizarlos, ya que cada uno de ellos tendrá sus propias necesidades y requisitos.

En industria alimentaria nos vamos a encontrar con los típicos contenedores urbanos y con contenedores de residuos para uso industrial (residuos no peligrosos, residuos peligrosos, etc.). Además, la industria alimentaria contará con un gestor de residuos autorizado que se encargará de la recogida del residuo correspondiente y que estará acreditado para ello.

▶ **ACTIVIDAD PROPUESTA 4.1**

En esta actividad vamos a desarrollar varios puntos:

1) Busca en internet un vídeo explicativo de la regla de las tres erres. ¿Cómo podemos aplicar esta regla dentro de una industria alimentaria?

2) Crea un listado con todos los residuos generados en una industria alimentaria.

3) Reducción de residuos: propón medidas concretas para reducir la generación de residuos.

4) Reutilización de materiales: piensa y anota varias ideas sobre cómo reutilizar algunos de los residuos generados en la industria.

5) Reciclaje: realiza una pequeña investigación en internet sobre el reciclaje en tu comunidad autónoma y en tu localidad. Dónde podemos ir a reciclar, qué tipos de contenedores hay y para qué sirven, etcétera.

RESUMEN

En la industria alimentaria se generan gran cantidad de residuos. Para evitar la contaminación del medio ambiente, tomaremos en cuenta cada tipo de residuo generado para separarlos y eliminarlos de la manera correcta. Existen varios tipos de residuos dentro de la industria alimentaria: residuos orgánicos o biorresiduos, residuos urbanos, residuos peligrosos, emisiones atmosféricas, aguas residuales y SANDACH.

La regla de las tres erres tiene como fin crear hábitos de consumo responsable mediante la reducción, la reutilización y el reciclaje.

Los problemas principales que afectan al medio ambiente y crean impacto ambiental son:

■ El efecto invernadero, el cambio climático y el calentamiento global.

■ La contaminación de las aguas y el suelo.

■ La generación de residuos.

■ La contaminación atmosférica.

■ La pérdida de biodiversidad en el mundo.

■ La deforestación y desertificación.

ACTIVIDADES FINALES

EVALUACIÓN

4.1. ¿Qué significa la primera erre en la regla de las tres erres?

a) Reciclar.

b) Reutilizar.

c) Reducir.

d) Redistribuir.

4.2. ¿Cuál es una de las nuevas erres añadidas a la regla de las tres erres?

a) Renovar.

b) Respetar.

c) Reducir.

d) Redistribuir.

4.3. ¿Qué es un impacto ambiental negativo?

a) Reforestación.

b) Uso de energías renovables.

c) Contaminación.

d) Buena depuración de aguas.

4.4. ¿Qué tipo de impacto ambiental puede desaparecer con el tiempo?

a) Impacto ambiental permanente.

b) Impacto ambiental temporal.

c) Impacto ambiental acumulativo.

d) Impacto ambiental sinérgico.

4.5. ¿Qué ley en España regula los residuos y suelos contaminados?

a) Ley 7/2022.

b) Ley 34/2007.

c) Ley 37/2003.

d) Real Decreto Legislativo 1/2001.

4.6. ¿Cuál es una técnica de eliminación de residuos que puede generar problemas si no está bien gestionada?

a) Reciclaje.

b) Depuración.

ACTIVIDADES FINALES

c) Recuperación.

d) Uso de vertederos.

4.7. ¿Qué tipo de residuos se generan en la industria alimentaria y son susceptibles de causar problemas de salud?

a) Residuos urbanos.

b) Residuos peligrosos.

c) Residuos orgánicos.

d) Emisiones atmosféricas.

4.8. ¿Cuál de las siguientes es una estrategia para reducir el consumo de agua en casa?

a) Usar bombillas de bajo consumo.

b) Instalar grifos economizadores.

c) Tomar duchas largas.

d) Usar sistemas de calefacción antiguos.

4.9. ¿Qué se entiende por impacto ambiental sinérgico?

a) Suma de varios impactos de pequeño tamaño.

b) Actividades que provocan una gran incidencia medioambiental de forma conjunta.

c) Impacto que desaparece con el tiempo.

d) Impacto que puede ser recuperado mediante tratamientos especializados.

4.10. ¿Qué acción pertenece a la estrategia de construir de manera sostenible?

a) Usar bombillas de bajo consumo.

b) Utilizar materiales reciclados en la construcción.

c) Bajar la calefacción.

d) Tomar duchas cortas.

4.11. ¿Qué significa la segunda erre en la regla de las tres erres?

a) Reducir.

b) Reutilizar.

c) Reciclar.

d) Reparar.

4.12. ¿Qué impacto ambiental es consecuencia de actividades humanas que mejoran y recuperan zonas naturales?

a) Impacto ambiental negativo.

b) Impacto ambiental irreversible.

ACTIVIDADES FINALES

c) Impacto ambiental positivo.

d) Impacto ambiental acumulativo.

4.13. ¿Cuál de las siguientes no es una estrategia mencionada para reducir el consumo de recursos?

a) Ahorro de energía.

b) Reducir el consumo de agua.

c) Construir de manera sostenible.

d) Aumentar la producción industrial.

4.14. ¿Qué tipo de residuos proviene de la limpieza y desinfección de la industria alimentaria?

a) Residuos orgánicos.

b) Residuos urbanos.

c) Emisiones atmosféricas.

d) Aguas residuales.

4.15. ¿Qué tipo de impacto ambiental se aprecia en un corto periodo de tiempo?

a) Impacto ambiental directo.

b) Impacto ambiental sinérgico.

c) Impacto ambiental acumulativo.

d) Impacto ambiental temporal.

4.16. ¿Cuál de los siguientes residuos debe ser gestionado por empresas autorizadas debido a su peligrosidad?

a) Residuos orgánicos.

b) Residuos urbanos.

c) Emisiones atmosféricas.

d) Restos de aceites industriales.

4.17. ¿Qué ley regula en España la calidad del aire y la protección de la atmósfera?

a) Ley 7/2022.

b) Ley 34/2007.

c) Ley 37/2003.

d) Real Decreto Legislativo 1/2001.

4.18. ¿Qué es el surimi mencionado en la industria pesquera?

a) Aceite de pescado.

b) Pasta de pescado obtenida del músculo de pescados blancos.

ACTIVIDADES FINALES

c) Residuo orgánico.

d) Emisión atmosférica.

4.19. ¿Qué se produce durante la depuración previa de vertidos líquidos y aguas residuales en la industria alimentaria?

a) Biogás.

b) Plásticos.

c) Metales.

d) Aceites industriales.

4.20. ¿Qué tipo de residuos se generan en la industria ganadera o en la transformación de alimentos de origen animal?

a) Residuos urbanos.

b) Emisiones atmosféricas.

c) SANDACH.

d) Residuos peligrosos.

ARGOT TÉCNICO

- **Cambio climático**: variaciones significativas y duraderas en los patrones de temperatura, precipitación y otras variables del clima, atribuibles en gran medida a la actividad humana, como la quema de combustibles fósiles.
- **Contaminación atmosférica**: presencia de sustancias nocivas o tóxicas en el aire, resultantes de actividades industriales, agrícolas y del transporte, que pueden dañar la salud humana y el medio ambiente.
- **Contaminación de aguas**: introducción de sustancias perjudiciales en cuerpos de agua (ríos, lagos, océanos), que pueden provenir de desechos industriales, agrícolas o urbanos, afectando la calidad del agua y la vida acuática.
- **Deforestación**: pérdida o destrucción de bosques naturales, principalmente debido a actividades humanas como la tala, la agricultura y la urbanización, que resultan en la pérdida de biodiversidad y alteración del clima.
- **Desertificación**: degradación de tierras áridas y semiáridas, causada por factores como el cambio climático y las actividades humanas inadecuadas, que conduce a la pérdida de productividad del suelo.
- **Efecto invernadero**: fenómeno donde ciertos gases (CO_2, metano, óxidos de nitrógeno) en la atmósfera atrapan el calor del sol, calentando la superficie terrestre y contribuyendo al calentamiento global.
- **Emisiones atmosféricas**: liberación de gases y partículas a la atmósfera provenientes de actividades industriales, vehículos y otras fuentes, que pueden tener efectos perjudiciales sobre la salud y el medio ambiente.
- **Impacto ambiental**: alteración del medio ambiente, ya sea negativa o positiva, causada por actividades humanas o fenómenos naturales, que afecta a los ecosistemas y la calidad de vida.
- **Reciclar**: proceso de convertir residuos en nuevos productos para evitar el desperdicio de materiales y reducir el consumo de materias primas frescas, la energía utilizada y la contaminación.
- **Reducir**: disminuir la cantidad de residuos generados y el consumo de recursos mediante un uso más eficiente y sostenible, como comprar solo lo necesario y optar por productos con menos embalaje.
- **Reforestar**: plantar árboles en áreas deforestadas o degradadas para restaurar el ecosistema, mejorar la calidad del aire y del suelo, y combatir el cambio climático.
- **Residuos peligrosos**: desperdicios que pueden representar un riesgo significativo para la salud humana o el medio ambiente debido a su naturaleza tóxica, inflamable, corrosiva o reactiva.
- **Residuos urbanos**: desechos generados en áreas residenciales y comerciales, que incluyen materiales como papel, vidrio, metales y plásticos.
- **SANDACH**: acrónimo de «subproductos de origen animal no destinados al consumo humano», que requieren una gestión especial debido a sus potenciales riesgos sanitarios y ambientales.
- **Sostenibilidad**: capacidad de satisfacer las necesidades actuales sin comprometer la capacidad de las futuras generaciones para satisfacer sus propias necesidades, mediante un uso equilibrado de los recursos.

Bibliografía

- Armendáriz Sanz, J. L., *Seguridad e higiene en la manipulación de alimentos*, 3.ª edición, Ediciones Paraninfo S. A., Madrid, 2017.

- García Hurtado, M., *MF0546_1: Higiene general en la industria alimentaria*, 1.ª edición, IC Editorial, Málaga, 2012.

- Rodríguez González, P., *UF0698: Manejo de instalaciones para la elaboración de productos alimentarios*, 1.ª edición, IC Editorial, Málaga, 2013.

- García Hurtado, M., *MF0543_1: Preparación de materias primas*, 1.ª edición, IC Editorial, Málaga, 2013.

- Celaya Carrillo, C.; Cedrón Remartínez, E.; Serrano Arrogante, J. J.; et al., *Guía para el diseño, implantación y mantenimiento de un sistema APPCC y prácticas correctas de higiene en las empresas alimentarias*. 1.ª edición, Dirección General de Salud Pública y Alimentación; Madrid, 2007.

- Cata i Robles, M.; Saltor Jacas, M., *Manual del responsable del autocontrol en la industria alimentaria*, 1.ª edición, Agència Catalana de Seguretat Alimentària, Barcelona, 2023.

- Alustiza Landa, A.; Bados Acebes, A.; Cuadrado Lanciana, V., *Estándar APPCC*, 2.ª edición, Servicio Central de Publicaciones del Gobierno Vasco, Vitoria-Gasteiz, 2017.

- «Seguridad Alimentaria Nutricional. Conceptos Básicos», 3.ª edición, 2011. https://www.fao.org/3/at772s/at772s.pdf

- «Codex Alimentarius», 2.ª edición, Roma, 2005. https://www.fao.org/3/a0369s/a0369s.pdf

- Agencia Española de Seguridad Alimentaria y Nutrición. https://www.aesan.gob.es/AECOSAN/web/home/aecosan_inicio.htm